京都大学こころの未来研究センター
こころの未来叢書3

愛する者をストレスから守る

――瞑想の力――

カール・ベッカー
奥野元子　編著

晃洋書房

まえがき

「こころの未来叢書」シリーズ第一作および第二作では、愛する人を亡くした遺族がその悲しみをいかにして受け入れるか、あるいは乗り越えるか、という問題をテーマとして掲げてきた。このテーマと並んで、現代において大きな問題となっているのが、日常の生活や仕事において感じるストレスである。つまり、日本人のほとんどすべてが、死別悲嘆によるストレスを体験しているわけではないが、何らかのストレスを感ぜずにはいられない社会に生きているということである。

日本が「ストレス過多社会」と称されて久しい。なかでも、労働者のストレスは日々のニュースなどにおいても注目されるほど深刻化しており、過労死や過労自殺の問題も起きている。労働者がどれほどストレスを抱えているかということは、さまざまな職種の人々を対象にしたアンケートなどの調査で明らかにされてきた。そして、それと同時に、彼らのストレスを軽減する方策も、多方面で取り組まれてきている。

私は京都大学こころの未来研究センターの研究プロジェクトの一つとして「ストレス予防研究と教育」を掲げ、二〇一〇年より大学院生や他大学の教員らとともに取り組んできた。このプロジェクトでは、特に高ストレスであるヒューマンサービス職として、看護師・介護士などの医療関係者、教員などの教育関係者に焦点を当て、呼吸瞑想法（呼吸法を取り入れた瞑想）やイメージなどの東洋的技法を用いたワークを通じて、それらの方法がストレス軽減に効果をもたらすかどうか、という検証を行ってきた。

具体的には、こころの未来研究センターにおいて、毎回二〇名ほどの参加者を募り、仕事帰りの夕方六時から八時頃まで、「わく・湧く・ワークショップ」という公開講座を定期的に開催してきた。瞑想の文化的背景やその理論およびストレスについての簡単なプレゼンテーションを行った後に、参加者には、二種類のリラクセーション法（呼吸瞑想法やイメージトレーニング）を提供し、そのどちらか一方のストレス軽減ワークを体験してもらった。また、希望者には、呼吸瞑想法の前後で、生理的変化（ストレス指標である唾液アミラーゼや血圧）と心理的変化（気分変化の質問紙）を測定し、ストレス軽減効果を実感してもらった。

これまでの結果からは、生理的変化では唾液アミラーゼと最高血圧が有意に低下し、ストレス軽減効果やリラックス効果が見られた。心理的変化では緊張・不安、怒り・敵意、抑うつ・落込み、疲労、混乱といった負の感情が有意に低下し、心の落着きやリラックス効果が見られた。

こうした取り組みの一環として、二〇一〇年秋には、さまざまなワークによるストレス軽減に関心を持つ国内外の研究者を招聘し、「東洋のこころでストレス過多社会を生き抜く」と題するシンポジウムを開催した。講演者らは、それぞれ特定のストレス軽減方法を実践しており、その効果についての検証結果の発表講演や、実体験できるワークを取り入れた講演などを行い、聴衆を惹きつけ、盛況のうちに終えることができた。

その中でも特に関心を惹いたものは、安藤満代氏、得丸定子氏、大下大圓氏、ダンテ・G・シンブラン・ジュニア氏、奥野元子らの講演、あるいはそれらを整理した論文であった。そして、この度、その内容をまとめて上梓する運びとなった。

本書は、第Ⅰ部「瞑想の驚くべき効果」、第Ⅱ部「それぞれの現場から」、第Ⅲ部「アジアの伝統から」の三部構成になっている。第1章の拙稿では、「なぜ、いま、瞑想なのか——健康を守る手法を考える——」と題して、日本に起きている不健康な生活、医療福祉の問題、ストレス社会の現状を概観する。そして、ストレスを受けた時に身体がどのように反応するのかを動物の行動を例に挙げ、人間が行える身近なストレス解消法について考える。また、洋食やファーストフードに偏りがちになっている日本人の食生活を、東洋人と西洋人の民族的な体質の違いという観点から述べ、ストレスに敏感な日本人の体質に合った食物から栄養をとることの重要性、和食の素晴らしさを再考する。さらに、ストレスを軽減するためには、運動や食生活に気をつけることはもちろんであるが、この京都の地には東洋の精神文化、日本人の素晴らしい智慧でもある瞑想が脈々と受け継がれている。瞑想はストレス軽減にも有効であると言われている。この日本人の精神性を支えてきた瞑想の有用性について、歴史をひもときながら解説する。

第2章では、奥野元子が過去三〇年間の文献を調査し、瞑想と疾患に関する医学・生理学的領域の文献四八〇件の中から六九件に絞り込み、ストレス性疾患に対する瞑想の効果に関して丁寧にまとめて報告している。ストレスという言葉はかなり一般に浸透しており簡単に使ってしまうが、一口にストレスといっても、その程度や種類、影響はさまざまである。すぐに解消できる軽いものもあれば、積み重なって大きくなり、健康を損ねてしまう場合もある。ここでは、そのような「ストレス病」を一つひとつ取り上げ、それらに対する瞑想の有効性を、具体的な数値を示すことによって説得力のある結果を提示している。ストレスというものがどれほど身体に影響を及ぼすのか、そして瞑想がどれほど有効なのか、現代社会を生きる我々には欠かせない内容となっている。

ストレス病の一つとして、がん患者に焦点を当てた内容が第3章である。安藤満代氏は、がん患者に対するマインドフルネス（注意集中力を高める瞑想トレーニング）の効果などについての講演を行った。マインドフルネスを行う前と後で彼らの健康状態や精神状態を多角的に比較することによって、その効果を示している。これまでに行われていた海外の研究結果とも比較し、日本のがん患者のストレス軽減やリラクセーションに効果があったことを示している。緻密な報告が興味深く、今後もさらに同様の研究を継続するとのことで、次回の講演が期待される。

第4章では、視点を変えて学校での瞑想について得丸定子氏が報告している。現代社会では、大人だけでなく子どももストレスを抱えている。子どもは多くの場合、それに気づかずに過ごしているという。ここでもマインドフルネスの方法を取り上げ、海外における実践について具体的に紹介している。さらに得丸氏は、日本においては学校における瞑想実践が少ない中、ある小学校の児童を対象にして実験を行った。貴重な報告として位置づけられる一方、さらなる実験を行うとのことで、今後の研究の発展に期待を寄せる。

病院・学校などにおける瞑想の活用状況について、大下大圓氏が行った講演が第5章である。仏教者として病院や学校に出向き、病棟において患者や医療従事者が行う瞑想や、学校において児童生徒や教員が行う瞑想とその効果について、内面の世界に触れながらこと細かに報告している。また、妊婦や子育て中の母親、社会人を対象にした瞑想にも触れ、日常生活での具体的な活用法を提示している。さらに、付録として、講演後のパネルディスカッションで語られた興味深い内容——心身機能を高めるエクササイズ（発声の効果）、瞑想時の注意点、音楽の活用方法——も収録している。大下氏のオリジナリティあふれる内容となっているので、楽しんでお読みいただきたい。

第6章は、ダンテ・G・シンブラン・ジュニア氏の報告を駒田安紀氏が入念に和訳した。シンブラン氏はAPIフェローシップ二〇一〇の一員としてフィリピンより来日し、数カ月にわたり研究を実施した東洋的技法の歴史的な意味と現代社会におけるその応用性について、マインドフルネスという成果を報告した。マインドフルネスとは、「今という瞬間に注意を集中し、現在・過去・未来の出来事を、心を落ち着けて受け入れること」を指す。それはさまざまな東洋の伝統に基づいて生み出されたものでありながら、現代社会においてもストレス軽減に有効であるとされている。例えばそれらは、現代における多くの煩悩に打ち克つこと、身体の健康の維持に役立つこと、そして医学的な検証が行われていることである。近年では教育現場や企業でも取り入れられ、多くの成果を上げているという。

生理学と宗教学に精通したシンブラン氏ならではの豊かな切り口が、味わい深い。

産業・経済のグローバル化、IT化といった社会構造の変化による心理・社会的ストレス、地球温暖化などによる環境ストレス、食生活の変化などによる化学的ストレスなどと、現代社会にはさまざまなストレスが山積している。欧米では、瞑想の医学的研究に成果が見られ、瞑想は脳科学の新たな研究領域としても注目されている。最近、日本でも、マインドフルネスが脚光を浴びている。このストレス過多社会の日本において、本書がストレス軽減のために何かしらのお役に立てれば幸いである。

最後に、京都大学こころの未来研究センターは、多くの方々からのご支援によって成り立っている。そして、この「こころの未来叢書」シリーズも第三作目となり、刊を重ねて上梓できることは、非常に喜ばしい限りである。これもひとえに皆様のご支援の賜物であり、末筆ながらお礼を申し上げる。その中でも、公益財団法人上廣倫理財団には格別のご高配を賜っている。深いご理解と寛大なご支援で、こころの未来研究センターの研究を支えて下さっている。このいつに変わらぬご芳情に衷心よりお礼を申し上げる次第である。

二〇一五年三月

カール・ベッカー

奥野元子

目次

第Ⅲ部　アジアの伝統から

第Ⅰ部

瞑想の驚くべき効果

第1章
なぜ、いま、瞑想なのか
――健康を守る手法を考える――

カール・ベッカー

Carl Becker

不健康な生活 vs 日本の医療福祉

人類は、一〇〇年ほど前までは猿とほとんど変わらない生活を送ってきた。つまり、太陽とともに寝起きし、自然のリズムの中で生活を営んできた。ところが、科学技術の著しい発達によって、昼夜を問わず灯りをともして働き、自然とはかけ離れた生活リズムで暮らすようになった。食生活においても贅沢になり、高カロリーの美味しいものを食べるようになった。

そこで、人類の長い歴史を遡ると、幾つかの教訓が見えてくる。はるか昔、猿から人類まで、毒物であるタバコやアルコールは言うまでもなく、塩分・糖分・動物性脂肪を多く含んだ食物は滅多に食べられなかった。しかし、現代人は無意識の内にこれらを摂取し、がん・高血圧・糖尿病・動脈硬化などのリスクを激増させている。日本人の喫煙率と飲酒率は世界でも高い方であり、最近では男性の喫煙・飲酒率は少しばかり下がったが、若い女性に関しては上昇傾向にある。

また、腸の長さや腸内微生物から肝臓や腎臓の機能まで、日本人の身体は欧米人の身体とさまざまな点で異なるので、欧米人と同じ食生活をしていると、日本人の方が不純物をため込み、肥満や糖尿病になりやすいことが知られている。欧米人でさえ、和食の健康的な効果を賛美する時代になり、和食は世界文化遺産にも登録された。その日本人の身体にこそ、海藻や野菜、青魚を中心にした伝統的な和食が合っている。

さらに、一見、楽そうに見えるすわりっぱなしの生活が習慣化したのも、ここ五〇年ほどのことである。機械化が進み生活は便利になったが、すわりっぱなしの身体を動かさない生活では、ストレスがたまっても解消されない。そのため、胃潰瘍や動脈硬化も増えるのである。

そして、骨や筋肉をきたえるためにも、高齢者の健康のためにも、適度な有酸素運動は重要である。動物もそうであるが、かつて原始人は攻撃や危険に出会うと「闘うか逃げるか」という選択にせまられた。その時に、体内にはさまざまな変化が起きた。たとえば、胃酸が急に増え、消化活動を中止し、アドレナリン[＊1]やコルチゾール[＊2]などが分泌されて「闘うか逃げるか」という体勢が整えられる。そこで身体を動かすと、これらのホルモンの分泌が調節される。しかし、現代人は身体に悪いストレスを感じ、体内に同様の変化が生じても、闘ったり逃げたりするわけにはいかない。すると、体内の胃酸やホルモンは分泌され続け、胃潰瘍や動脈硬化などの原因になる。タバコ・アルコール、テレビを見ることなどは「ストレス解消」だと思われているが、一時的にストレスを忘れているだけで、依然として身体はストレスをため込んだままの状態なのである。

手っ取り早い解消法は、有酸素運動である。猿を見てもわかるように、絶えず身体を動かしている。現代人だけが、コンピューターの普及により、すわることの多い生活を送っている。運動不足による肥満、筋肉の衰え、骨粗しょう症などが一時的な悩みで終わらず、晩年になればなるほど深刻な問題として現れる。リスク論で言うならば、中年以降の骨折・がん・心臓病・脳卒中・糖尿病・痛風などに、何百万から何千万円という高額の医療費をかけて治そうとするよりは、若い時から健康に留意して元気に暮らす方が幸せであり、医療経済学や公衆衛生の観点からも有益であることは言うまでもない。

日本の場合、死亡リスクの高いがんや心臓病、脳卒中で辛い目にあうのは患者本人だけではない。周囲の人にも迷惑がかかる。それは、家族の負担になり、職場の上司や同僚にも迷惑をかけることになる。医療費においても然り、税金で賄われている国民皆保険制度は破綻の危機に瀕している。たとえば、喫煙や飲酒は「個人の自由」ではあるが、依存症や病気になれば国民健康保険料の支出が増加し、国民全体の経済的な負担となる。北欧のスウェーデンでは、喫煙の害による医療費や経済的な負担などを賄えないので、タバコ一箱に一〇〇〇円ぐらいの値段をつけている。つまり、タバコに限らず、個人レベルや国家レベルでも、国民の病因・死因に関する全てのリスクを再検討し、健康への再教育をする必要が生じている。

このように日本では高齢化の進展や疾病構造の変化にともない、国民の健康増進の重要性が増している。そのため、健康づくりや疾病予防を積極的に推進するための環境整備が要請されてきた。厚生労働省は平成一二年より、国民健康づくり運動として「二一世紀における国民健康づくり運動（健康日本21）」を開始した。そして、平成二五年度から平成三四年度までは、「二一世紀における第二次国民健康づくり運動（健康日本21第二次）」が推進されている。この運動は、少子高齢化や疾病構造の変化が進む二一世紀の日本において、生活習慣や社会環境の改善を通して、子どもから高齢者まで国民すべてが支え合いながら希望や生きがいを持つ。そして、ライフステージ（乳幼児期、青壮年期、高齢期の人の生涯における各段階）に応じた健やかで心豊かな生活や活力のある社会の実現と、その結果、社会保障制度が持続可能となるように国民の健康増進の総合的な推進を目指している。

健康は、日本のような医療福祉制度の国では義務でもある。なぜならば、病気や事故などによる医療費は税金で賄われているからである。日本では、救急車から警察・消防、医療費など、それらを全部、税金から賄っているわけである（これがアメリカであれば、個人の自由として、救急車代を含めて一〇〇パーセントの医療費を個人が支払うのである）。納税者の負担は増大し、医療保険制度の疲弊につながる。したがって、病気や事故などをすると、周囲に迷惑がかかる仕組みになっているのである。それゆえに、個人レベルで可能な限り健康に暮らすことが幸福追求の条件でもあり、同時に義務でもある。つまり、日本のような医療福祉制度の国では、国家が税金を使ってまで国民の健康を守ろうとするのであるから、国民は自分の健康を可能な限り守る義務が生じる。なぜなら、自分の健康を守れる能力があるにもかかわらず健康を守ろうとしない、あるいは不健康な生活をすると、結果的にそれは税金という国家の財産を無駄にしてしまうからである。

ストレス社会の日本

現代社会は、ストレス過多社会である。タバコやアルコールなどの不健康な生活を意識的に避けることはできても、ストレスは避けられない。健康の一番の敵は、今ではストレスと言えよう。ストレスには二通りある。一つは無意識的なもの、もう一つは意識的なものである。つまり、自覚できないものと自覚できるものの二種類がある。

無意識的なものには、パソコンや蛍光灯のちらつき、騒音、食品添加物などがあり、これらは意識せずストレスと感じなくても、身体にとってはストレスになる。たとえば、パソコン画面のちらつきは、あまり気にならないだろう。しかし、実は六〇ヘルツ以上、つまり一秒間に六〇回以上点滅している。我々の眼球がそれに応じて、無意識のうちに六〇ヘルツで一秒間に六〇回ほど振動しているのである。気にはならないが、身体へのストレスになる。超音波も然り、蛍光灯などからは低周波音が出ている。我々は、この音を無意識のうちに聞いているのである。そして、我々の身体はそれを無視して抑えるために、さまざまな栄養素を消耗しているのである。

また食生活では、肉類や糖分の過剰摂取や、野菜不足などが増加している。食品添加物の問題もある。人類が食べてきたこともないような食品添加物などを、現代人が食べて何の影響も受けないわけはない。それらのストレスを抑えるために、せっかく摂取したビタミンやミネラルなどの栄養素を消耗しているのである。

さらに、生活環境では、シックハウス症候群・エコノミー症候群（すわりっぱなしの生活）、あるいは大気汚染や水質汚染などの自然環境からの影響もある。この地球上には、かつて存在しなかったようなストレスが、絶えず襲いかかっている。我々が意識していなくても、身体はそれを敏感に感じ、必死でそのストレスに抵抗しようとしているのである。

自覚できるストレスも激増している。たとえば仕事ストレスである。情報技術の発達によって、書類作成やメール管理などのパソコン作業は、従来、複数人でこなしていた仕事を一人の人間に大量にこなすことを求める。職場では上司や同僚と意思疎通を図り、仕事を円滑に進めなければならない。医療従事者であれば、患者やその家族と上手にコミュニケーションを取らなければならない。しかし、高度情報化・機械化によって人間関係が希薄になり、人との関わりに大きなストレスを感じるようになっている。機械化され便利になった社会ではあるが、対人ストレスは我々の心に大きな負担となっている。

また、約束や仕事の締め切りに追われる時間ストレスもある。手間がかからず生活が便利になったにもかかわらず、我々はより速く、より効率的に仕事を進めるようにと時間に追われ、時間に縛られる生活を強いられるようにもなった。

その他に、評価・査定によるストレスもある。学生時代はよい点数をとれば評価され、努力すれば手ごたえが感じられた。しかし、社会では、仕事が完璧でなければ信用を欠き、批判されるのは当然のことである。この評価・査定によるストレスも、意識的なストレスの一種である。評価・査定によるストレスに毎日さらされていると、自己嫌悪、自己否定になりかねず、うつうつとした日々を送る人も増える。

猿から見るストレス反応

それでは、ストレスを受けると身体がどのように反応するのか、そのメカニズムを考えてみよう。我々がストレスを受けると、身体には猿とほぼ同じ反応が起きる。毎日のように、猿が拙宅の畑にやって来て、私の作っているトウモロコシやトマトなどの作物を食べてしまう。ところが、拙宅に猿がやって来る頃には、その天敵のマムシも現れる。猿はマムシを見ると、それが天敵であると本能的にわかり、体内には三つの変化が起きる。一つは、胃酸が増える。今、トウモロコシを悠長に食べて消化している場合ではない。何か行動をしなければならない。このため、消化停止という意味で胃酸がぐんと増える。二つ目には、血液がドロドロになる。なぜかというと、猿も木から落ちると言われるように、けがをするかもしれない。マムシにかまれるかもしれない。けがをして大量出血をした時には、サラサラの血液だと止まりにくい。そのため、大量出血に備えて、血液をドロドロにする脂肪酸が分泌される。ドロドロの脂肪酸の多い血液は、出血しても固まりやすいのである。そして、三つ目には、血圧や心拍数が上昇する。脂肪酸の多いドロドロの血液は重いので、体内を循環させるのに負担がかかる。そのため、血圧や心拍数が上るのである。

そこで、この胃酸が増え、ドロドロの血液の、心臓がドキドキした猿が、マムシの前でどうするかというと、マムシの姿が見えなくなるまで、谷間の反対側まで一〇分も二〇分も走って逃げて木に登るのである。実は、それが賢い行動なのである。なぜならば、それがこのストレスによる三つの体内変化を調節する唯一の方法だからである。常識で考えれば、十数メートルも走れば、マムシはそこまで追って来ない。しかし、猿はとにかく走れるだけ走る。これを有酸素運動と言う。一〇分も二〇分も運動して、汗をかく。すると、胃酸はおさまり、脂肪酸も調節される。血液もサラサラになり、脈も正常に戻るのである。

人間も同じで、たとえば上司に叱られた時や仕事がうまくいかない時など、何かストレスを感じた時には胃酸が増え、その状態が恒常的に続くと胃潰瘍になる。血液がドロドロになって、重い血液は血圧を上げ、血管を硬くする。それが、高血圧や動脈硬化につながり、これらの症状が脳卒中や心筋梗塞の危険因子にもなる。

職場にはマムシはいないが、ストレスは失態を犯したり、叱責された時などに生じる。しかし、現代人は、原始人や動物のように「闘ったり逃げたり」できないので、その場で、ただこらえて我慢するのみである。そうすると、うっぷんはたまり、ストレス症状が体内に残る。飲酒やカラオケで歌い、本人はストレス発散になったと思っていても、身体にはストレス症状が残ったままなのである。尿検査・血液検査などをしてみると、依然として胃酸は高く、ストレスホルモンが充満して、血液は脂肪酸でドロドロのままなのである。

人間が行えるストレス解消法

健康を維持するために行えることとは、有酸素運動である。一日のうちに、一五分だけでもジョギング・掃除、あるいはうっすらと汗をかくような運動をする。私の場合は毎日、三〇分以上歩く。それが一日の良い有酸素運動になり、その間に頭の中の整理もできる。

そして、良質な睡眠も大切である。頭では、疲れた、今日は忙しかった、明日も仕事がある、寝なければと思っていても、すわりっぱなしの生活では身体は疲れていないため、寝つきが悪くなる。眠れない時には、睡眠薬などに頼らず、まず一五分ほどうっすらと汗をかくまで有酸素運動をしてみる。そうすれば、身体は少し疲れて寝入りやすくなる。

それから、ストレスを受けると体内には活性酸素がたまる。この活性酸素は、体内では殺菌作用に利用されるが、有害な酸化反応を引き起こし、細胞を傷つけて、がんや老化などの一因になるとも言われている。ストレスにより生じる悪性物質を減らすために、身体は多くの栄養素を消耗する。ビタミン・ミネラル・イソフラボンなどの栄養素の多くは抗酸化作用があるので、摂取するように心がけると良い。

本来、人間が経験するぐらいのストレスであれば、バランスのよい和食で間に合うと思われる。しかし、これまでに人類が経験したことのないようなストレスに毎日さらされている場合には、バランスのとれた食事では間に合わないこともある。ましてバランスのとれていない食事の場合には、なおさらである。ストレスは、身体に良い栄養素をすべて消耗させてしまう。そのために、ビタミン・ミネラルなどの栄養素を積極的にとるようにしたい。

東洋人はさらに敏感

猿と人間はストレスを受けると、体内では同様の反応が起る。ところが、東洋人と西洋人の身体には違いも多い。東洋人は飢饉に強い遺伝子と長い腸を持っているので、長寿の傾向にある。何万年にもわたって中国・韓国・日本などでは農耕生活により非常に多くの人々を養ってきた。そして、常に飢饉や食糧不足に見舞われていた。東洋人は限られた食糧生産の中で、間引きなどによって、ぎりぎりの線で支え得るだけの人口を支えてきた。日本人の祖先は、越冬できるかできないかの食糧しか蓄えていない時もあったことから、少しでも多くの栄養を吸収するような身体の仕組みになっている。そういう仕組みを持たなかった人は、恐らく早死していたはずである。

そして、野菜中心の食生活の日本人は、さすが世界一長寿の民族になっている。その秘密の一つは、長い腸を持ち、一粒一粒の米から一〇〇パーセントの栄養をとって体内にため込む非常に効率の良い消化吸収器官を持っていることである。そのうえ、平均体温は西洋人の体温より低いのである。西洋人の体温は高いので、エンジンにたとえれば、高回転数で走って活動していることになる。

西洋人の先祖は、農耕民族ではなく狩猟民族である。トナカイや牛などを追いかけ、それらを殺して食べてきた。当然のことながら、殺されたくない動物の体内には、ストレスホルモンが充満している。その動物の体内にたまったストレスホルモンを食べるということは、人間にとっては毒を食べることになる。肉食の人間がその毒を身体にため込むと、短命になる。そのため、その毒を体内にため込まないように排泄する。七割ぐらいの栄養しか体内に摂取しないかわりに、毒もため込まない身体の構造ができる。そうすると、西洋人の腸は、いわばオオカミの腸と同じで短くなる。肉を食べると、その栄養の三割ぐらいは汚物として排泄するという非常にもったいない、非効率な消化吸収器官である。

西洋人はジャンクフードやファーストフードを食べても運動するとBMI[*3]は21~22であり、たとえBMIが30になっても糖尿病予備軍にはならない。最近、東洋人も西洋人が食べるファーストフードや糖分の多い食事をとるようになった。そうすると、身体が全部それらを消化吸収し、ため込むので、すぐに肥満や糖尿病になる。日本人が同じ食生活をすると、すぐにBMIが27程度に上がり、糖尿病予備軍に入ってしまう。西洋人にすら良くない食事であるのに、栄養を全部体内にため込んでしまう日本人の消化吸収器官にはさらに悪いのである。それゆえ、脂肪分や糖分の少ない和食がお勧めなのである。

皮肉なことに、今、全世界で、「和食が人類の身体にとって最適だ」、「魚の油が脂肪の中で最高だ」、「納豆菌が生み出すナットウキナーゼという酵素が、血栓を溶解し、血液をサラサラにする作用がある」などと賛美されている。味噌・ご飯、それにつけ合わされる野菜や海藻、魚が理想食だとわかっているのに、理想に反するものを食べては、この食生活に適合している日本人の身体はどうなるのであろうか。健康を保てるはずがない。

和食は子どもの落ち着きや集中力、高齢者の健康のためにも良い

実は、和食には非常に優れた効果がある。そのため、最近では、日本人以上に多くの海外の研究者が、「和食」の価値を裏付ける研究を発表している。人間は元々海から陸に上がって進化したことから、人体は海と同じ様なミネラルバランスから構成されている。つまり、カリウム・カルシウム・マグネシウム・ナトリウムなど、海水に含まれるミネラルは、人体にも不可欠である。たとえば、多くの頭痛は、マグネシウム不足が原因で起こる。こうした頭痛や骨粗しょう症を避けるためには、マグネシウムが豊富な海草や大豆、玄米の摂取が好ましい。ただし、ミネラルがよいからと言っても、塩分を摂り過ぎては高血圧になってしまうので、ナトリウムは控えめにとるべきである。

和食の主なタンパク源は、動物の肉ではなく、魚介類と大豆のタンパク質である。さらに、昆布や

ワカメなどの海藻類も食材として豊富に取り入れられていることも、和食の特色の一つである。脂質の種類からも、和食が健康的なことがよくわかる。端的に言うと、常温で液体状の（飽和していない）植物油や魚油は、人体に入っても悪さをしないが、常温で凝固する牛肉や豚肉の脂肪などは飽和脂肪酸と言われ、体内でも固まりやすく、動脈硬化などを悪化させ、心筋梗塞の危険性を上昇させることが知られている。

和食が世界的に賛美されるのは、見た目が美しく、美味しいからだけではない。多くの医学・化学的な研究によって、和食の栄養価値が「科学的」に評価されるようになってきたからである。注目されている成分では、イワシやサバなどの青魚や海藻類に多く含まれる不飽和脂肪酸で、脳梗塞・心筋梗塞の予防や栄養補助食品としても有効とされているＤＨＡ（ドコサヘキサエン酸）やＥＰＡ（エイコサペンタエン酸）、大豆に含まれ抗酸化作用を持つ大豆イソフラボンなどが有名である。それぞれに関する研究を以下で簡単に紹介したい。

ＤＨＡとＥＰＡは、青魚や昆布・ワカメなどの海藻類に多く含まれるオメガ3脂肪酸の一種、つまり人間にとっては、神経・脳・心臓などに不可欠な脂肪酸（必須脂肪酸）である。体内で作られる量がごくわずかであるため、食事を通して摂取するしかない。メリーランド大学医学部の報告によると、ＤＨＡは心臓病やリューマチの症状を抑える働きを持ち、うつ病にも効果的であることが示唆されている[＊4]。

最近、日本でもＡＤＨＤ[＊5]が話題に上るようになった。落ち着きのない、多動の子どもが増えているのである。カフェインや糖分が沢山入っている飲食物を与えると、誰だって活動的になる。そんな子どもに、そこにすわって静かに本を読めと言っても、無理なことである。ある実験で、一つの教室では一カ月間、和食だけを食べさせ、もう一つの教室では、コーラや揚げ物などの昼食を食べさせていたら、和食を食べている教室では落ち着きが見られるようになったという。薬剤も、特別なカウンセリングも必要としなかった。子どもの身体は敏感に反応するので、食事の内容を調整すれば、かなりの問題は解決できると言われている。

オックスフォード大学が行った有名なDOLAB研究では、七四校に及ぶ小学校において、読解力が低く、集中することが困難なADHDと診断された児童に実験に参加してもらい、海草のDHA油脂（実験群）、またはコーン油（コントロール群）のいずれかを摂取してもらった。その結果、毎日海草のDHA油脂を摂取した子どものADHDの症状は大きく緩和され、親にも喜ばれた[＊6]。

この研究に関しては、コーン油などの植物油に多く含まれるリノール酸も効果的ではないかという仮説も立てられた。しかしながら、オンタリオ州のグェルフ大学による実験では、魚のEPAとDHAに大きな効果が見られたのに対して、リノール酸は若干逆効果的であったことが検証された[＊7]。

また、マサチューセッツ州のある研究所では、DHAのみならず、EPAをもADHDの子どもに摂取させた。その摂取量は、魚をよく食べると言われている日本人の平均摂取量であった。この報告では、わずか八週間でADHDの症状が改善されたばかりか、他の病気による授業の欠席も減ったことが明らかになった[＊8]。

魚に多いＤＨＡとＥＰＡは、子どもの脳のみならず、高齢者の脳にも良い影響を及ぼすことが明らかになった。九州大学は、大規模な調査によって、海草と大豆を多く食べる日本人は、あまり食べない日本人と比べて、認知症のリスクが低いことを発見した。それ以来、海草と大豆の摂取を勧めている。[＊9] 中国の青島大学も、「和食がアルツハイマー病の罹患率を低下させる」と結論づけている。[＊10]

大豆と言えば「納豆キナーゼ」というほど、外国でも健康に良いことは広く認められている。女性ホルモンとして知られるエストロゲンと同様に、「納豆キナーゼ」や大豆イソフラボンは、心臓や脳に良い影響を与える。韓国の研究では、特に女性の脳に効果的であった。[＊11] さらに、動物実験を通じて、そのメカニズムを研究しているチームもある。たとえば、台湾の輔仁大学は、大豆イソフラボンが活性酸素の悪影響やアルツハイマー病を予防し、アンチ・エイジング（老化予防）にも有効であることを証明した。[＊12]

このように和食の優れた効果を示す研究は、世界中で枚挙にいとまがない。青魚や海藻に含まれるＤＨＡやＥＰＡ、大豆イソフラボンのそれぞれの成分が、子どもの脳から高齢者の脳に至るまで、非常に良いことが世界中で認められているのである。

日本人は、海に囲まれた島国ということもあり、海藻や魚などの豊富な海からの栄養分と、みそ汁や納豆、ご飯などの田畑からのめぐみをいただいてきた。この世界から称賛される和食を、日本人が食べない理由はどこにも見当たらない。ストレスが多く、そのストレスが要因で活性酸素を増加させる日本人こそ、気候風土や体質に合った食物から栄養をとることが、なおさら重要なのである。

スキンシップと励まし合い

免疫力強化のためには、笑いとスキンシップが大切である。私はハワイ出身で、ハワイではみんな挨拶がわりにハグをする。男女を問わず、久しぶりに会う人にはハグをする。それに比べて、日本人はハワイ人にハグされると身体が棒みたいにかたくなって、なかなか反応できないようである。一見、日本人にはスキンシップがないかのように思えることもある。

しかし、私が四〇年ぐらい前に初めて来日してホームステイした時には、その家族にはすばらしいスキンシップがあった。おばあちゃんの肩を、我々子どもがもむ。こたつの下では、子ども同士が足を重ねたり、手を重ねたりする。そして、お兄ちゃんと一緒にお風呂に入って、私が彼の背中を流し、彼が私の背中を流す。布団を横に並べて、手を伸ばせば、お兄ちゃんの布団に届く。このように、昔の日本の家庭には、スキンシップがあった。ところが、最近の核家族ではそれぞれの生活時間を優先し、一つのこたつに入って雑談するなどのスキンシップを感じて団らんの時を過ごすことは少なくなった。このスキンシップが非常に大事なのである。特に、心を許せる相手とのスキンシップが、健康のためには良いのである。

ほめ合うことも一つの大事なストレス解消法である。たとえば、忙しい病棟で働いている看護師たちは、決められた時間内に、一人で複数の仕事をこなさなければならない。お互いに「速く、あれも、これも」と焦り、「今の対応は良かったよ」、「今の笑顔はすてきだったよ」などと、気持ちを表現し合わない。あるいは、そうすれば良いとわかっていても、時間がないのが現実である。しかし、意識的に気持ちを表現し合うように努力すると、ストレス対策にもなる。お互いに協力し合い、意図的にほめ合うことを練習していると、なぜか、「あの病棟は明るくて楽しそう」に見えてくる。お互いに肯定的な言葉や表現を探し、ほめ合うことを練習しているので、その病棟には心地よいものが循環するのである。これは病棟でなくても、職場でも、学校でも同じことが言える。もちろん、無理にほめようと思って言っているわけではない。感じの良い態度を見ると、ただ心の中で「よくやってるな」と思うだけではなく、言葉に出してその相手に「いや〜、よくやったね」と言うと、お互いに気持ちの良い交流になる。自身の態度は、相手に対して鏡のように映し出される。気恥ずかしさを少しわきにおいて、素直に相手の気持ちを励ましてみると、良い人間関係が結べる。自分の方から積極的に、明るい協力的な環境を作る努力が大切である。そして、それは対人ストレスの対策にもなる。

瞑想の驚くべき効果

一言で「瞑想」と言ってもさまざまな手法があり、内面的・精神的な内容を含んでいる。それぞれの手法によって、その意識状態に違いがある。しかし、サンスクリット語や英語で厳密に区別するような精神作用を、日本語では区別せずに「瞑想」と表現してしまうことがある。たとえば、「瞑想は健康に良い」、「祈りも瞑想の一種である」、「瞑想すればわかる」などと言う時に、実は全く違う精神作用を、同じ単語を使って曖昧に表現しているのである。無論、日常生活においては、区別せずにすむ場合もあろう。しかし、宗教学者などが「瞑想」を語る際には、全く違う現象を同じ言葉で安易に置き換えては、その作用が正確に伝わらないことがある。この瞑想の手法別の作用については、本書の後続の章で奥野元子がわかりやすく分類し、説明している。

　瞑想は、インダス文明では少なくとも五〇〇〇年前ごろには行われていたようであり、三〇〇〇年前までに「瞑想」を厳密に区分する部類（範疇）が文献に納められていた。その後、仏教やジャイナ教、ヒンズー教などの教本には、何十種類もの瞑想の方法、対象・目的・効果などについても明記されていた。しかし、仏教が中国に伝播した時には、インドの瞑想に関する多くの知識や情報が伝わらなかった。その代わりとして、道教や儒教的瞑想についての見解が加味された。たとえば九世紀に、中国の圭峰宗密《けいほうしゅうみつ》[＊13]（華厳教）や日本の弘法大師のような僧侶も、自分なりに諸宗教の瞑想を整理して、ランク付けを試みていた。ただし、そのいずれも、自分の理解を正当化して、自分好みの瞑想を最高位に置こうとする狙いも見られた。そのため、網羅的とも中立的とも言い難い。

　このように、瞑想にはさまざまな意識や対象、目的や世界観があり、それらによって、手法が違ってくる。当然、宗派や価値観によっては、その優劣順位が異なってくるし、上述の部類をまたがるような瞑想法や、それぞれのバリエーションも考えられる。しかし、ここでいう瞑想は「意識の持ち方」が中心になる。言い換えると、超越的他者に委ねる、任せるという宗教的体験とは異なるのである。人が神憑りになったり、他者の声で話したりすることでもなければ、心の中で先祖や神様と話したり、祈ったりすることでもない。世界観としては、必ずしも全ての「超越的他力」を否定する訳ではないが、行為としての瞑想は、他者に甘える行動ではなく、あくまでも自発的な自己制御や自己鍛錬によって行う行為である。

ストレスの軽減に対しては、瞑想も有効だと言われている。日本人は、最高の瞑想法をこの京都で編み出した。私が学生だった頃、ある先輩が私に言った。「ベッカー君。一〇〇年ほど前まで、日本人が朝晩、瞑想していたことを知っているか？」と。留学生のベッカーは「瞑想とは、坐禅ですよね。坐禅は、武士がすることですよね。いくら京都でも、武士は七パーセントほどでしょう。そうすると、瞑想していたのは恐らく七パーセント前後で、残りの九三パーセントはしていなかったはずでは？」と想像しながら答えた。すると、先輩は微笑みながら、「ベッカー君は知らないんだ。瞑想は坐禅ばかりではないよ。半眼になって何も考えないでいなさいと言われても、いろいろと考えてしまうよね。考えないために、日本人はプラスアルファの工夫をしたんだ。木魚をたたきながらお経を唱えていると、考える暇もなく、よりうまく、より深く集中して精神統一ができるんだ。それを広めたのが、比叡山から降りてきた空也聖人などの僧侶で、江戸時代になると、日本人が念仏や題目などを唱えながら瞑想をしていたんだ」。

現代と比べると一〇〇年ほど前の日本人が抱えていたストレスは少なかったであろうが、その当時の日本人は、世界最高のストレス予防法・対処法を実践していた。一本の線香が燃え尽きる間にお経を唱えて集中し、ストレスに対処していたのである。現代の我々は、彼らよりもはるかに大きなストレスを抱えているのに、この方法を実践していないとなると、非常にもったいない、残念な話ではないだろうか。米国のハーバード大学でも、マサチューセッツ総合病院でも、かつて日本人の慣習であった朝晩念仏などをくり返し唱えることが、身体にも脳にも良い影響を及ぼすと証明されている。

欧米では、過去数十年にわたり、瞑想に関する医学的研究に成果が見られ、注目を浴びてきている。瞑想の効果としては、不安や抑うつ症状に対する精神安定、ストレスを受けた時の心の落ち着き、高血圧に対する予防法、ホルモンのバランスを調節するなどと、極めて興味深い内容が報告されている。今後、ますます瞑想の有用性が科学的に証明されるようになるであろう。

ストレスの多い社会を生き抜くためには、運動や食生活に気をつけることはもちろんであるが、日本人の精神性を支えてきた、そして東洋人の知恵でもあった瞑想から学ぶことは大きいと考える。太古の昔から精神統一の手法として用いられてきた瞑想を、このストレス過多の生活に取り入れる価値は大いにあるのではないか。ストレス解消法としての瞑想の活用に期待を寄せる。

注

［＊1］　神経伝達物質および副腎髄質ホルモンとして機能し、ストレス刺激により分泌される。心拍数・血圧・血糖値などを上昇させる作用がある。

［＊2］　ストレスにさらされた時に放出される副腎皮質ホルモンである。

［＊3］ BMI（body mass index）ボディマス・インデックス。肥満、るいそうの程度を比較する際、汎用される指標で、BMI＝体重(kg)/身長(m)^2 の式で求められる。わが国においては、男女とも種々の合併症の頻度が最も少ないBMI22を標準体重 ideal body weight（理想体重）としている。高度肥満者の多い欧米ではBMI≧30の者を肥満と判定している。わが国では、一九九九年の肥満学会において、BMI≧25の者を肥満、BMI＜18.5の者を低体重と判定するとされた（南山堂　医学大辞典、二〇〇六年、二〇四四頁）。

［＊4］ University of Maryland Medical Center http://umm.edu/health/medical/altmed/supplement/docosahexaenoic-acid-dha

［＊5］ 注意欠陥多動障害（attention deficit/hyperactivity disorder: ADHD）
注意力散漫と多動が共存するもの、注意力散漫が目立つもの、多動性が目立つもの、という三亜型がある。いずれにしても落ち着きがなく、気が散りやすく、静かに遊んだり、勉強をすることができない。おしゃべりが多く、まだ質問が終わらないうちに出し抜けに答えることが多い。カッとなりやすく、友達ができない。不器用で字のバランスが取れず、体操も不得手である。物忘れが多く、学校での忘れ物は頻回である。注意欠陥多動障害の小児は、しばしば学習障害となるので、教育関係者から注目されている。患児が学習する環境はできるだけ静かで、周辺からの刺激が多くないことが望ましい。薬物療法が功を奏することがあり、メチルフェニデート methylphenidate が特効的である。軽症例は長じるに従い自然治癒するが、成人になって反社会的行動の多く見られるものや、アルコール依存者になるものもある（南山堂　医学大辞典、二〇〇六年、一六三二頁）。

［＊6］ Richardson, A. J. et al. Docosahexaenoic acid for reading, cognition and behavior in children aged 7–9 years: a randomized, controlled trial (the DOLAB Study). *PLOS ONE*, 7(9), 2012: e43909. doi:

10.1371/journal.pone.0043909. Epub 2012 Sep 6. http://www.ncbi.nlm.nih.gov/pubmed/22970149

[＊7] Young, G. S., Conquer, J. A., & Thomas, R. Effect of randomized supplementation with high dose olive, flax or fish oil on serum phospholipid fatty acid levels in adults with attention deficit hyperactivity disorder. *Reproduction Nutrition Development,* Sep-Oct 45(5), 549-558, 2005. http://www.ncbi.nlm.nih.gov/pubmed/16188207

[＊8] Sorgi, P. J. et al. Effects of an open-label pilot study with high-dose EPA/DHA concentrates on plasma phospholipids and behavior in children with attention deficit hyperactivity disorder. *Nutrition Journal,* 13, July, 2007. http://www.ncbi.nlm.nih.gov/pubmed/17629918

[＊9] Ozawa, M. et al. Dietary patterns and risk of dementia in an elderly Japanese population: the Hisayama Study. *American Journal of Clinical Nutrition,* 97(5), 1076-1082, 2013. doi:10.3945/ajcn.112.045575. Epub 2013 Apr 3. http://www.ncbi.nlm.nih.gov/pubmed/23553168

[＊10] Hu, N. et al. Nutrition and the risk of Alzheimer's disease. *Biomed Research International, 2013.* doi:10.1155/2013/524820. Epub 2013 Jun 20. http://www.ncbi.nlm.nih.gov/pubmed/23865055

[＊11] Lee, Y. B., Lee, H. J., & Sohn, H. S. Soy isoflavones and cognitive function. *The Journal of Nutritional Biochemistry,* 16(11), 641-649, 2005. http://www.ncbi.nlm.nih.gov/pubmed/16169201

[＊12] Hsieh, H. M., Wu, W. M., & Hu, M. L. Soy isoflavones attenuate oxidative stress and improve parameters related to aging and Alzheimer's disease in C57BL/6J mice treated with D-galactose. *Food and Chemical Toxicology,* 47(3), 625-632, 2009. doi:10.1016/j.fct.2008.12.026. Epub 2008 Dec 25. http://www.ncbi.nlm.nih.gov/pubmed/19146912

[＊13] 圭峰宗密（七八〇―八四一）華厳宗第五祖とされる唐代の僧。華厳に代表される教学と修禅をともに

尊重して教禅一致を説き、仏教・儒教・道教の三教融合の理論的基礎を固め、『円覚経《えんがくきょう》』に基づいて仏教儀礼の整備に努めた。姓は何氏。四川省の出身（岩波哲学・思想事典、二〇〇三年、七二八頁）。

第2章 ストレス病予防のための瞑想の効果

奥野元子

Motoko Okuno

はじめに

なぜ私が瞑想を研究するようになったのか、まずはじめにお話しよう。私は瞑想の研究をする前は、金融機関で働いていた。毎日、多重業務（仕事ストレス）で時間に追われ（時間ストレス）、利害が異なる多くの人との人間関係に悩み（対人ストレス）、さまざまなストレスをため込み、身体に不調を来すようになっていった。そのような時に、偶然にも坐禅に出合い、何とも言えない心の清々しい落ち着きを感じた。特に、坐禅の「数息観《すそくかん》」という呼吸法には、心の葛藤を静める効果があることに気づき、仕事の合間に活用していた。

そうこうするうちに、坐禅の後の爽快感を求めて禅寺に通い、禅思想・哲学・文化に親しむようになった。そして、さらなる知識を得ようと、ついに仕事をやめて、京都にある臨済宗宗門大学に通った。仏教学・禅学・坐禅の実践などを通して、物事を客観的に（距離を置いて）観察する方法や多面的な物の見方、型にはまらない考え方を教わった。ここでの学びと出会いは、私のそれまでの価値観をガラリと変え、人間性の再構築となった。

また、東西霊性交流（禅仏教とキリスト教カトリックの対話活動）の存在を知った。そして、禅の老師でありキリスト教の神父でもあるドイツ人のヴィリギス・イェーガー師が行う禅瞑想を取り入れた社会人のためのストレスマネジメント活動に興味を持った。そのため、二〇〇五年に彼の活動拠点であるドイツのヴュルツブルク近郊にあるベネディクトゥスホーフへ行き、禅とキリスト教、双方の瞑想を彼の直接指導の下で体験した。その時には、休暇を利用して禅・気功・ヨーガなどの東洋的行法を取り入れたストレスマネジメント研修にやって来るドイツ人の多さにも驚いた。それぞれがさまざまなストレスを抱え、癒しを求めて、あるいは不安や迷いへの答えを求めて参加していた（写真2-1参照）。

これらの体験をもとに、「日常のストレスを簡単な方法で減らすことはできないか」、「ストレス性疾患（ストレス病）を予防できないか」と考え、禅の「数息観」に着目した。数息観は、坐禅時に行われる呼吸数を数えながら意識を集中させていく腹式呼吸法で、机に居ながら、わずかな時間でもできる。いつでも、どこでも、誰でもできる。この利点を「日常生活のストレス軽減に活かそう」と思い立ち、数息観などの瞑想のストレス軽減効果を勉強し始めた。そして、京都大学大学院に入り、瞑

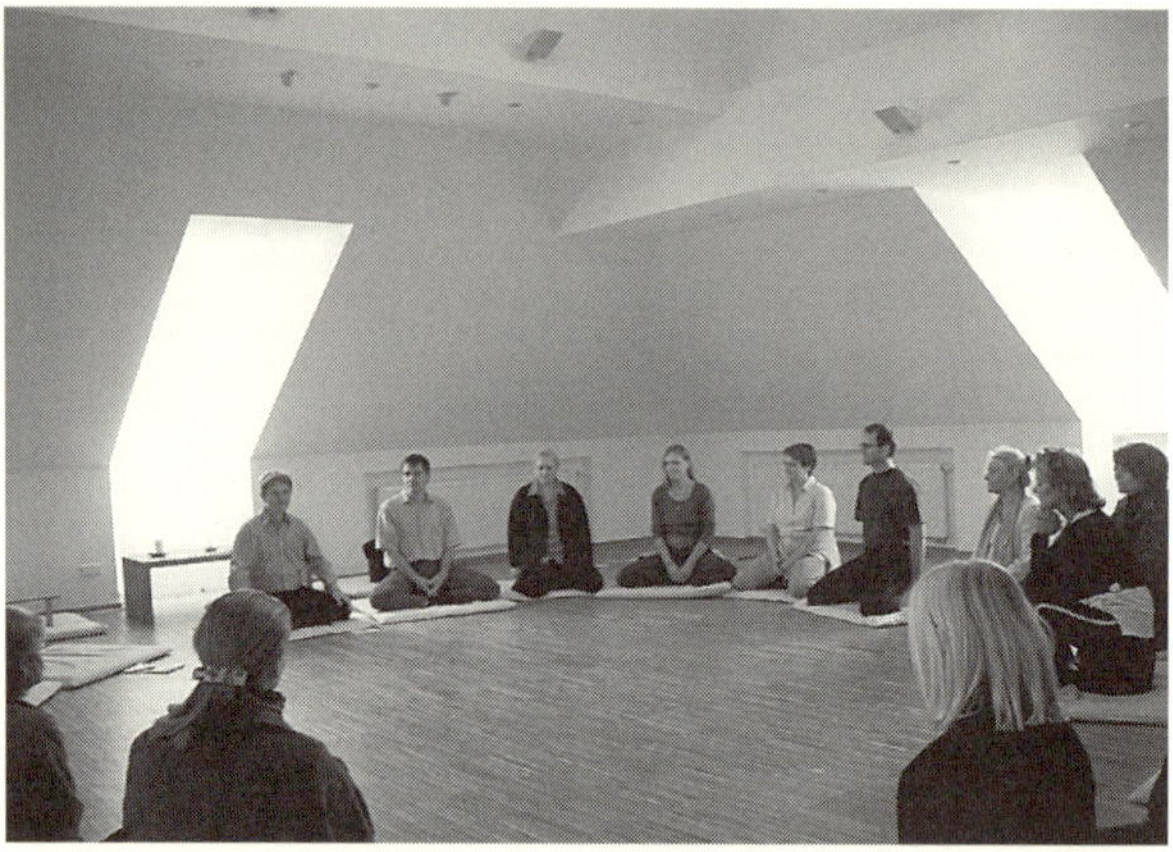

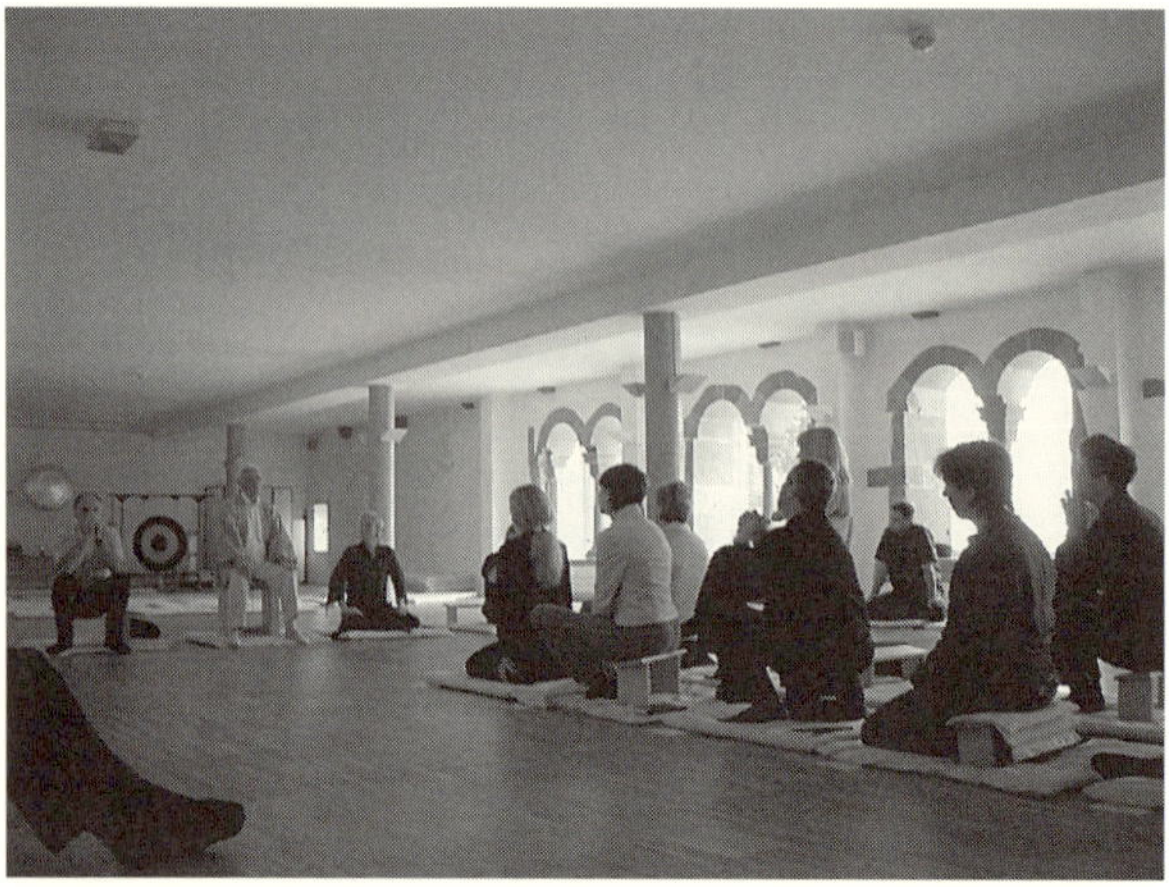

写真２－１　ドイツ：ベネディクトゥスホーフにて　坐禅の様子
（旧修道院内部を禅堂に改築）

想のストレス性疾患についての効果を調べていくうちに、瞑想の種類によって研究対象としている疾患に違いのあることに気づき、それぞれの瞑想の長所が見えてきた。

　これまでに、京都大学こころの未来研究センターにおいて、休職率や離職率が高いと言われている教職員や医療職員を対象にストレス軽減ワークショップを開き、ストレスマネジメント活動を行ってきた。また、現在、京都府教育委員会との連携事業として「こころとからだの声を聴いてみよう」と題した体験授業（出前授業）を行い、児童生徒のストレス軽減にも取り組んでいる。さらに、病院や金融機関にも出向き、ストレスマネジメント研修活動も行っている。これらの活動では、希望者には数息観の前後で、ストレス指標である唾液《だえき》アミラーゼや血圧の測定、心理アンケートを行い、自身の身心のストレス軽減効果を体験してもらう。この検査は、その場ですぐに生理的・心理的効果がわかることが利点である。参加者からは、「リラックスした」、「気持ちが落ち着いた」、「これは魔法です（小学生）」などの感想もいただいている（写真2-2参照）。

　現代社会はストレス社会である。職場ストレス・育児ストレス・介護ストレス・学校ストレスなど、老若男女それぞれがさまざまなストレスを抱えて生きている。そして、人生最大のストレスは、誰もが避けて通れない、死別悲嘆によるストレスである。地球環境の変化、産業構造や経済活動の変化、世界的な大規模自然災害などと、私たちを取り巻く環境は、今後も優しく安定したものになりそうもない。このストレスが渦巻く生きづらい社会を生き抜くための一助として、この章では瞑想のストレス性疾患についての効果を紹介する。

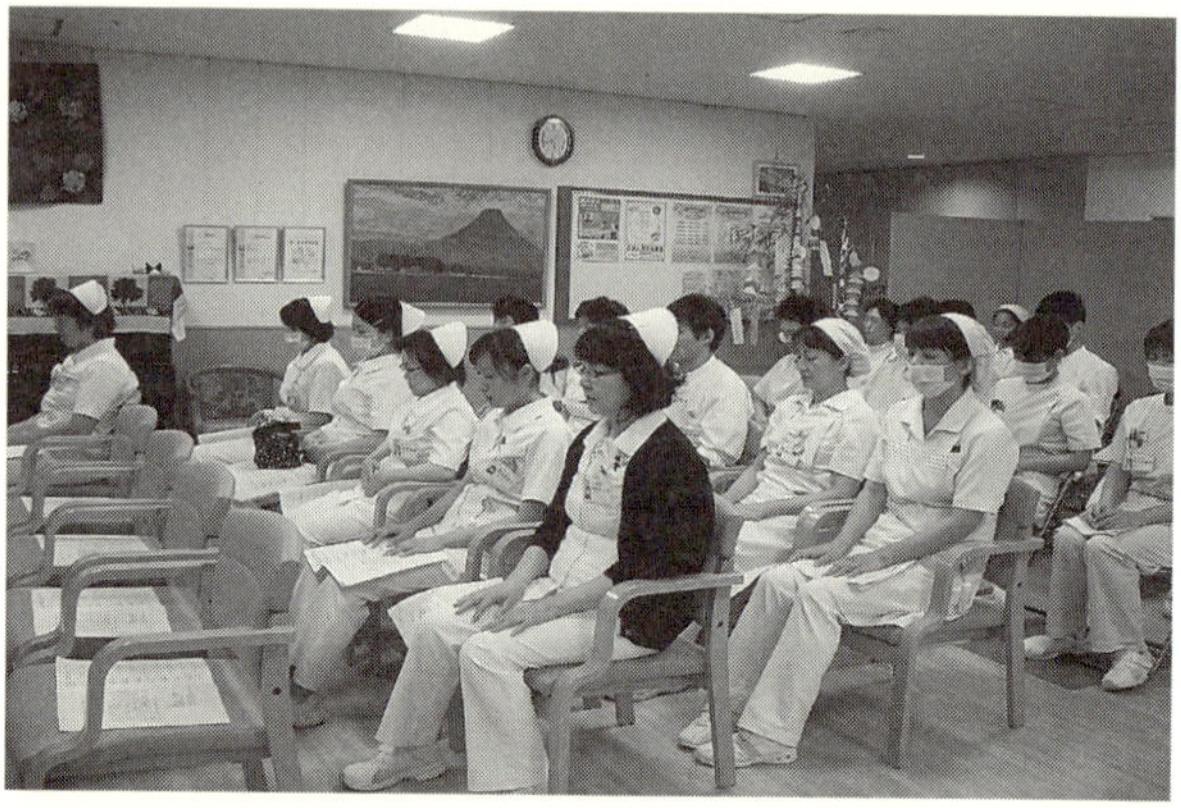

病院でのストレスマネジメント研修にて（数息観）

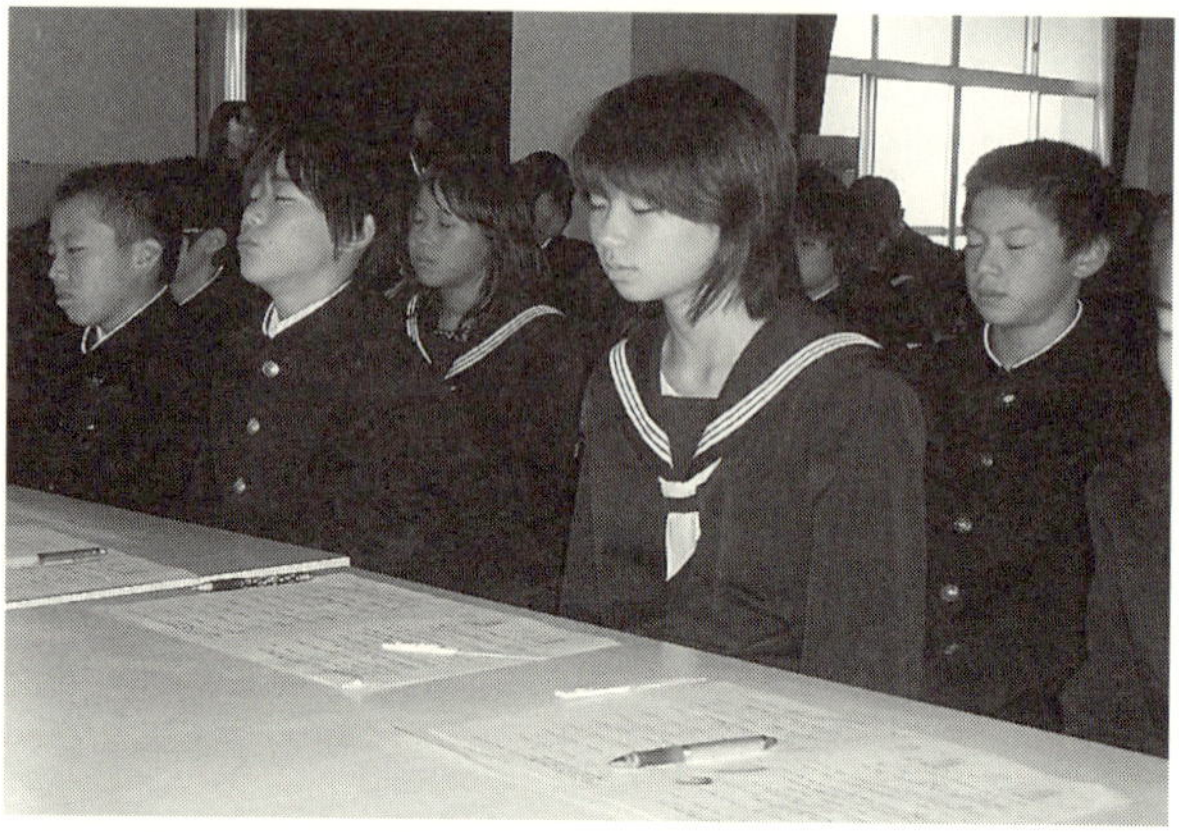

中学校でのストレス軽減授業にて（数息観）

写真２－２

瞑想の種類について

瞑想と呼ばれるものは世界中に存在し、それぞれの民族や文明には独自の瞑想法があり、その文化発祥とともに生まれてきた。瞑想法の共通点は、自らの内面に意識的に働きかけることであり、それが宗教的なものや健康法と結びつき、違いが生まれている。このように瞑想の種類とその技法は多種多様で、さらに長い歴史を経て発展したために多彩に入り交じり、瞑想法の分類に関しては研究者たちの間でさまざまな見解が生じている。

そのため、ここでは瞑想法をその手法別に①注意集中型、②観察型、③統合型の三種類に分類し、それぞれの代表的な技法として、①トランセンデンタルメディテーション（Transcendental Meditation: TM）、②マインドフルネスストレス低減法（Mindfulness-Based Stress Reduction: MBSR）、③禅的技法（Zen Meditation: ZM）の三瞑想法を取り上げる。そして、それぞれの特徴を具体的に解説する。

（1）注意集中型の瞑想

注意集中型の瞑想は、何らかの対象（熟視・呼吸・イメージ・唱え言など）に注意を集中することによって、心の活動を静める瞑想法である。意識集中により心の直観的な感受性が高まり、心を集中することによって精神統一が得られる。その一つにトランセンデンタルメディテーションがある。

トランセンデンタルメディテーション（Transcendental Meditation: TM）は、日本では「超越瞑想」と訳されている。創始者はインドのヨーガ行者マハリシ・マヘーシュ（Maharishi Mahesh）で、インド伝統の知識体系（ヴェーダ）に基づき科学的に体系化された瞑想法である。一九五八年以来、欧米を中心に広まり、マントラという「音」のキーワードを心の中で唱えて瞑想する。この「音」を繰返し唱えることによって、心を執着から解き放ち自然に注意集中へ向かわせる効果があることは、古くから知られている。日本では、お経・お念仏・お題目などがこれに当たる。

（2）観察型の瞑想

観察型の瞑想は、物事をありのままに観察することに力点をおき、一瞬一瞬、心に行き来する全ての現象に気づきを向け続ける瞑想法である。集中によって得られたはっきりした意識を保ち続けながら、心を広く大きく持ち、全体的な視野で物事を感じ取る方法である。あらゆる現象を柔軟に受け入れ、現実に対する気づきを保ちつつ、全ての現象に平等に注意を向けようとする。注意を集中している一瞬一瞬に、わき起こる思いや感じに気づき、ただそれらを観察する。意識を完全に開放し、意識の領域に入って来たものは全て受け入れ、去って行くものは去るにまかせ、それをじっと観察する練習を続けることが、この瞑想のエッセンスである[(1)]。つまり、物事から少し距離を置いて、他人の目になって客観的に見つめるのである。その一つにマインドフルネスがある。

仏教に起源を持つマインドフルネス（注意集中の意）は、マサチューセッツ大学メディカルセンターのストレスクリニックで一九七九年にジョン・カバットジン（Jon Kabat-Zinn）によって開発されたストレス低減法（マインドフルネスストレス低減法：Mindfulness-Based Stress Reduction: MBSR）である。注意集中力（一つひとつの瞬間に意識を向ける）を高める自己管理トレーニングを体系的に構成し、リラクセーションや注意力・洞察力をもたらす潜在的な能力を活かし、人生をよりよく生きようとする力を開発するための方法である。

(3)　統合型の瞑想

統合型の瞑想は、注意集中型瞑想と観察型瞑想を統合した瞑想法で、さらに高い次元の意識状態を目指す。主観（自己）の存在が忘れ去られ、客観的な内容（対象）だけが意識に現れ、自己と対象が一体化したように感じられる直観的な体験である。心を乱さず落ち着いた状態に保ち、言葉や思考によらず真実のありようを観察する。現象とその背後にある本質や道理を見極め、適切な判断やすみやかな処置が自然に行えるような心の働きである。物事の全体を広く大きな視野で眺め渡し、静かに落ち着いた態度で公平・平等に判断する意識活動である。その一つに禅的技法がある。

禅的技法（Zen Meditation: ZM）は、インド古来の伝統的修行法であるヨーガと呼ばれる瞑想法のうち、精神統一の部分が仏教に取り入れられたものである。特に中国・朝鮮半島・日本では禅と呼ばれ、修行法を越えた生活規範としても独自に発展した。それは、日常生活において悟りをいかに体現するか、悟りをいかに現実に活かしていくかを問い、日常の振る舞いのすべてを修行とする。つまり、知性でとらえることのできない自己と対象が一体化した時の気づきを、生活そのものに活かすのである。

禅では、自ら進んで差別を離れた平等観の立場から事の成り行きを観察する。すなわち、概念的・観念的手段を用いずに事物の真相を直観する。(2) この心の働きが注意集中力を高め、さらに注意を適切に分散させ、全体的にバランスのとれた見方をもたらす。日本人には坐禅としても馴染み深く、茶華道・書道・武道などの禅文化は、行為を繰り返し修練し、精神性を高め自己を研鑽する「道の学問」としても生活に活かされている。

三種類の瞑想の効果について

ストレスやうつ病についての瞑想の効果は、本シリーズの前巻『愛する者の死とどう向き合うか――悲嘆の癒し――』にも、その概要が述べられている（二〇二―二〇三頁参照）。ここでは、ストレスが原因で身体に支障をきたすと言われるストレス性疾患（ストレス病）について、三種類の瞑想法の生理的な効果を中心にまとめる。なお、引用文献は、PubMed（パブメド）と医学中央雑誌という英語・日本語の医学系データベースを見出し検索し、一九七九年から二〇〇九年までの三〇年間に出版された内容から選別し、二〇一〇年二月にまとめたものである。

（1）注意集中型の瞑想——トランセンデンタルメディテーション（ＴＭ）に関する効果

あなたの身近に、心筋梗塞・脳卒中・糖尿病・がんなどをわずらっている人はいないだろうか。これらの病気は、多くの日本人がかかる四大疾病と言われ、ストレスが原因で起きるストレス性疾患でもある。なかでも心筋梗塞・脳卒中・糖尿病は、高血圧が原因で起きると言われている。高血圧は自覚症状がほとんどないまま進行するために「サイレントキラー（静かに忍び寄る殺人鬼）」と言われ、致命的な合併症を誘発して命を奪う。放置すると血管が硬くなり血行を悪くする動脈硬化を進行させ、狭心症や心筋梗塞などの心疾患、脳出血や脳梗塞などの脳卒中、人工透析が必要な腎硬化症などの腎臓病を引き起こし、糖尿病と結びつくと症状はさらに悪化する。このように、高血圧は知らぬ間に忍び寄り命を脅かす恐ろしい病気である。

二〇一三年のＷＨＯ（世界保健機関）のテーマは「高血圧」であった。「血圧管理の重要性：心疾患・脳卒中のリスクを減らそう」をスローガンに、世界中でキャンペーンが行われた。ＷＨＯの調査では、「高血圧は世界中で急増し、二五歳以上の三人に一人が高血圧症」だということである。日本でも厚生労働省の平成二二年度国民健康・栄養調査結果（循環器疾患特集号）によると、高血圧症有病者（140/90 mmHg 以上）の割合は男性六〇・〇パーセント・女性四四・六パーセントであり、同年度の国民医療費三七兆四二〇二億円のうち高血圧性疾患の年間医療費は約一兆八八三〇億円になっている。このように、高血圧は世界中に蔓延し、大きな社会問題・医療経済問題にもなっている。

この高血圧を予防できるような方法があるなら、血圧を少しでも下げたいと願っている人は、きっとその内容を知りたいと思うだろう。実は、高血圧症に有効だとされる瞑想がある。ここからは、注意集中型の瞑想法トランセンデンタルメディテーション（Transcendental Meditation: TM）の興味深い効果を紹介する。

① 血圧低下

アフリカ系アメリカ人は、社会構造的障害（人種差別・経済事情）による慢性的な環境ストレスにさらされているため、高血圧患者の多いことが知られている。このアフリカ系アメリカ人の高血圧患者を対象にＴＭを実施した五件の研究では、最高血圧では3.12mmHg～13.0mmHg低下し、最低血圧では2.40mmHg～8.1mmHg低下したと報告している[3]。

この五件の研究のうちで興味深いものを以下に紹介する。ある研究では、アフリカ系アメリカ人の高血圧患者をＴＭ群・漸進的筋弛緩法《ぜんしんてききんしかんほう》群[4]・健康教育受講群（コントロール群）の三つのグループに分けてそれぞれの効果を調べた[5]。その結果、最高血圧の最大低下は、ＴＭ群では－13.0mmHg、漸進的筋弛緩法群では－6.0mmHg、健康教育受講群では－3.0mmHgであった。最低血圧の最大低下では、ＴＭ群は－6.6mmHg、漸進的筋弛緩法群は－2.5mmHg、健康教育受講群は－1.2mmHgであった。このようにＴＭ群では、より大きな低下が見られた。さらに、三カ月後の追跡調査でも、ＴＭ群と漸進的筋弛緩法群は、健康教育受講群に比べて最高血圧・最低血圧ともに有意に低下し、ＴＭ群の血圧低下は漸進的筋弛緩法群のほぼ二倍であったと報告している。

一年間の追跡調査を行った別の研究では、降圧剤の使用がＴＭ群では減っていたが、ＴＭを実践しなかった群（コントロール群）では増えていたと報告している[6]。

最低血圧の2mmHg低下でさえ、高血圧症の罹患率の一七パーセントの低下、冠動脈疾患リスクの六パーセントの低下、脳卒中と一過性脳虚血発作の一五パーセントの低下につながるという研究がある[7]。また、血圧低下から心臓血管疾患による死亡率の三〇パーセントの減少と全疾患での死亡率の二三パーセントの減少[8]、高血圧症に関するメタ分析（複数の研究結果をまとめ、より高い観点から分析すること）では血圧の低下から心臓血管疾患の死亡率の二二パーセントの低下と冠動脈疾患の死亡率の二六パーセントの低下も報告されている[9]。

これらの結果から、この五件の研究者たちは、次のように述べている。血圧低下による死亡率の低下から、通常の治療に加えてＴＭを用いたストレス軽減効果が、高血圧患者の死亡率の低下に役立つ[8]。ＴＭが血圧を低下させるメカニズムは、急性・慢性の交感神経系の緊張の低下を通して、ストレスに関わる神経内分泌や神経生理学的伝達物質の低下を経て起きる[6]。一年以上のＴＭ実践は血圧の低下に有効であり、高血圧や心臓血管疾患のリスク要因の低下に役立つ[6]。神経ホルモンの低下が、心臓への負担を軽減し、心筋と血管機能の改善が血圧低下をもたらし、ＴＭは高血圧の初期症状の予防にも役立つと述べている[10]。

これらの研究結果をまとめると、ＴＭは高血圧の初期症状の予防に有用であり、心臓血管疾患や脳血管疾患などのリスク要因の低下にも役立つと考えられる。

② インスリン抵抗性の低下

インスリンは血糖値を調節するホルモンで、インスリン抵抗性（インスリンの効き目が悪くなった状態）が上るとブドウ糖が細胞内にうまく運ばれなくなり、血液中にあふれ出て糖尿病になる。一般的に、高血圧症はインスリン抵抗性を増悪させ、インスリン抵抗性は冠動脈心疾患（動脈硬化性心疾患・狭心症・心筋梗塞など）の原因とされる動脈硬化症との関連がある。

冠動脈心疾患患者を対象にした研究では、ＴＭを実践した群はインスリン抵抗性の平均値が0.75下がったが、実践しなかった群（コントロール群）の平均値は0.52上がった[11]。さらに、ＴＭ群では、血圧・空腹時のインスリン抵抗性・血糖値も低下したが、コントロール群では上昇した。高血圧症はインスリン抵抗性を上げるが、この研究ではインスリン抵抗性が下がり、血糖値も下がった。この研究者たちは、ＴＭは心臓神経によい影響をもたらし、血圧・インスリン抵抗性・心臓神経の調節に有効であり、ストレスへの生理的な反応を調節したと報告している。

この血圧の低下とインスリン抵抗性の低下からは、糖尿病患者への応用の可能性も示唆された。継続的な効果については調査が必要であるが、今後の研究の進展に期待する。

③ 頸動脈《けいどうみゃく》の内膜《ないまく》中膜《ちゅうまく》複合体厚《ふくごうたいあつ》（ＩＭＴ）の低下

コレステロールが動脈の内膜に沈着するアテローム性動脈硬化症は、冠動脈疾患、大動脈硬化、脳卒中などを引き起こす原因になる。頸動脈は動脈硬化が起こりやすいが、超音波診断装置（エコー）

で観察しやすい血管でもあることが知られている。頸動脈は、内側から内膜・中膜・外膜の三層構造の血管壁からなっている。頸動脈の内膜中膜複合体厚（intima media thickness: IMT）とは、この内側の二枚の膜、つまり内膜・中膜の厚みのことである。

高血圧患者を対象にＩＭＴを調べた研究からは、ＴＭを実践した群ではＩＭＴが－0.098 mm という有意な低下を示した[12]。ＩＭＴの 0.1 mm の増加は急性心筋梗塞のリスクを一一パーセントまで上げるが[13]、この研究者たちは、－0.098 mm（≒－0.1 mm）の低下が、ほぼ同じ割合で心筋梗塞のリスクを下げることにつながると述べている。

ＩＭＴと脳卒中発病率の相関関係では、ＩＭＴの－0.1 mm の低下は脳卒中のリスクを七・七パーセントから一五パーセントまで下げることに相当し[14]、ＩＭＴの一〇～二〇パーセントの低下は心筋梗塞や脳卒中のリスクを三三パーセント下げることに匹敵するという報告もある[15]。この研究者たちは、ＴＭのストレス軽減効果は頸動脈アテローム硬化症に有益であり、血圧や心拍数の変化とともに脈圧（最高血圧と最低血圧との差）が低下し、動脈の伸展性（伸び広がり）が改善され、この改善がＩＭＴの低下に影響する血管機能に効果をもたらしたと述べている[12]。

この研究からは、ＴＭ実践によるＩＭＴの－0.1 mm の低下が、頸動脈のアテローム性動脈硬化症に有益であることが示された。動脈硬化症の悪化が、心筋梗塞・脳卒中などの重病を引き起こす。冠動脈疾患や脳卒中などの重病につながる血管病変にも、ＴＭのストレス軽減効果が示されたと考えられる。長期的な効果については、今後のさらなる研究に期待したい。

④ 過酸化脂質の低下

過酸化脂質は、コレステロールや中性脂肪といった脂質が活性酸素によって酸化されたもので、細胞内では活性酸素を発生させＤＮＡを傷つけるため、がん発生原因と考えられている。また、慢性的な心理・社会的ストレスは、生体内で有害な活性酸素を生成する酸化ストレスを増加させ、脂質異常に関係するアテローム性動脈硬化症・冠動脈心疾患・その他の慢性疾患（がん・関節リウマチ）などの病気や加齢の一因にもなっている(16)。

健康成人は冠動脈疾患患者より過酸化脂質値が九パーセント低く(16)、ストレスがかかると増加するカテコールアミン（アドレナリンやノルアドレナリンなどの神経伝達物質）は、過酸化脂質と正の相関関係にあるプロスタグランジン（脂質代謝などに影響を与える生理的活性物質）の合成を増加させるという研究がある(17)(18)。

ＴＭ実践による過酸化脂質の変化を調べた研究では、過酸化脂質が有意に低下した(19)。この研究では、ＴＭ群は、コントロール群に比べて血液中の過酸化脂質が一五パーセント低下した。この研究者たちは、ＴＭ実践と血液中の過酸化脂質の低下には関連性があり、この結果は冠動脈心疾患の発生率の低下や改善のメカニズムの解明に役立つと述べている。

この研究結果からは、ＴＭ実践によってストレスが軽減すると過酸化脂質が低下すると考えられる。

注意集中型の瞑想　トランセンデンタルメディテーション（TM）の効果のまとめ

これらの研究結果をもとにTMの効果を以下にまとめる。TM実践によるリラクセーション効果は、中枢神経系のストレス反応を和らげ、交感神経活動を抑制し、自律神経系のバランスを調節すると考えられる。つまり、「視床下部―下垂体―副腎皮質系」からはストレスを受けると上昇する副腎皮質刺激ホルモンやコルチゾールの分泌を低下させ、「視床下部―交感神経―副腎髄質系」からはストレスを受けると交感神経の刺激により分泌されるアドレナリン・ノルアドレナリンを低下させる。すなわち、この二つの内分泌系を制御する中枢神経系のストレス反応が緩和され、これらのホルモンバランスの調節につながったと考えられる。つまり、TM実践によるストレス軽減とそれにともなう生理的変化が神経内分泌系の調節に影響し、結果的に血圧の低下をもたらす効果につながったと考えられる。

また、一年後の追跡調査でTM群では降圧剤の使用が減っていたがコントロール群では増加していたことから、この研究者たちは、TMのような薬に頼らないアプローチは、降圧剤などの薬剤使用を減らし薬害予防にもなり、長期的なコスト削減につながるといった公衆衛生の観点からも評価されると述べている[(6)(20)]。これらの報告からは、TMは降圧剤の使用を減らす可能性があり、長期的な医療費抑制が見込まれると考えられる。

（2）観察型の瞑想──マインドフルネスストレス低減法（ＭＢＳＲ）に関する効果

厚生労働省の平成二五年人口動態統計月報では、死因別にみると、死因順位の第一位はがんなどの悪性新生物である。死亡者数は三六万四七二一人で、全死亡者に占める割合は二八・八パーセントとなり、三・五人に一人は悪性新生物で死亡したことになる。悪性新生物は一九八一年より三三年もの間、日本人の死因順位の第一位になっている。

実は、私も父をがんで亡くしている。がんは、患者本人に苦痛・不安・恐怖・憤り・悲嘆などによる強いストレスを与えるだけでなく、家族にも言いようのない悲しみや苦しみ、経済的な負担をもたらす。長い闘病生活では、疲労困憊し、体力を消耗する。そして、患者も家族もＱＯＬ（quality of life: 生き方の質・生活の質）が下がる。このように、患者や家族に、精神的にも肉体的にも大きな負担がかかる。また、がんなどの慢性疾患患者であろうとなかろうと、ストレスをやわらげＱＯＬを上げて生きていくことは、非常に重要である。

この苦痛をやわらげ、免疫力（自然治癒力）を高め、ＱＯＬを上げることができれば、病気の方が退散する。実は、このＱＯＬを改善する瞑想がある。ここからは、マインドフルネスストレス低減法（Mindfulness-Based Stress Reduction: MBSR）という観察型の瞑想法の興味深い効果を紹介する。

①ＱＯＬの改善とストレス症状の低下

がん患者を対象にＭＢＳＲを実施した一〇件の研究からは、ＱＯＬの改善が見られた[21]。このうちのがん患者の満足感・幸福感の変化を調べた研究では、中程度の効果（Cohen's d＝0.43）と緊張の低下が見られ、ＭＢＳＲに対する平均満足度は八（一～一〇評価）と高い値であった[22]。この研究では、身体的・精神的ＱＯＬ調査の全ての指標でも有意な改善が見られ、一年後の追跡調査でもＱＯＬは維持されていた。この研究者たちは、ＭＢＳＲは、がん患者にとっての制約や精神的苦悩、治療によるストレスに対処するための手段になり、致命的な疾患に対処する有望な方法にもなると述べている。

がん患者を対象にＭＢＳＲを実施した九件の研究からは、ストレス症状の低下が見られた[23]。そのうちの乳がん・前立腺がん患者を対象にした研究では、ストレス症状（ストレス指標：symptoms of stress inventory: SOSI）の低下が見られ、その効果は中程度（Cohen's d＝0.4）であり、ＭＢＳＲ実践の一年後の追跡調査まで持続したと報告している[24]。また、乳がん・前立腺がん患者を対象にした別の研究でも、ストレス症状（ＳＯＳＩ）は平均で一九・三パーセントの低下が見られた[25]。さらに、一週九〇分のＭＢＳＲを七週間行った研究では、ストレス症状（ＳＯＳＩ）は最大三一パーセントの低下が見られ、この研究者たちは、ＭＢＳＲはがん患者の年齢・性別・症状を問わず、ストレス症状の低下に効果的であると述べている[26]。

これらの結果からは、ＭＢＳＲの気持ちを落ち着かせ不安をやわらげるという肯定的な心理変化により、ストレスが軽減され、ＱＯＬの改善につながったと考えられる。

② 痛みの緩和

全身に疼《うず》くような痛みを感じる繊《せん》維《い》筋《きん》痛《つう》症《しょう》患者や、慢性疼《とう》痛《つう》患者を対象にした六件の研究では、痛みの緩和効果が見られた[27]。このうちのある研究では、MBSR実践により線維筋痛症患者の皮膚伝導水準（skin conductance level: SCL: 交感神経活動の生理的指標）が有意に低下し、大きな効果（Cohen's d=1.13）が見られた[28]。この研究者たちは、MBSRは交感神経活動を抑制し、日常の慢性疼痛に対する心理的なストレス反応を低下させる可能性があると述べている。この結果からは、MBSRにより交感神経活動が抑制され、疼痛緩和に効果的に影響したと考えられる。

もう一つの研究では、九〇パーセントの線維筋痛症患者がMBSRの価値を認め、線維筋痛症への対処にかなり役立つと考えていることを報告している[29]。さらに、カバットジンたちの研究（一九八五）では、MBSRが多くの慢性疼痛患者の痛みの感覚をやわらげ、痛みにつながる行動を減らすために非常に効果的であるとも述べている[30]。

これらの結果からは、痛みなどの心理的な有害ストレス症状がやわらいだと考えられる。がん患者の痛みを少しでもやわらげることができれば、闘病生活の質の向上にもつながる。MBSRは痛みを単なる感情や思いとして受け止め、痛みにとらわれずに意識的にその感情や思いを手放す。痛みに無意識に反応するのではなく、少し距離を置いてその痛みを観察し、ただ受け入れようとする。このような意識の持ち方、つまり痛みから逃れようとする心の持ち方を変えること（痛みに動じない心境になる）によって痛みへの認識が変化し、痛みの緩和効果がもたらされたと考えられる。

③免疫機能の向上

NK細胞（ナチュラルキラー細胞）活性と細胞内環境の改善など

NK細胞（ナチュラルキラー細胞：natural killer cells: NK）は、がん細胞やウイルス感染細胞を殺傷するリンパ球集団であり、NK細胞の欠損や機能低下は、がん細胞の生着率・転移率・ウイルス感染による死亡率を上げる[31]。がん患者を対象にした四件の研究からは、MBSRの実践により、がんで弱っていたNK細胞活性（NK細胞の機能強化）や、それにともなう細胞内環境の回復が見られた[32]。そのうちの三件の研究では、ストレスを受けると増加して免疫機能を抑制する作用を持つコルチゾール（ストレスホルモン）も低下した[33]。ここでは、細胞内環境の変化について紹介する。

乳がん患者を対象にした研究では、免疫細胞内の変化が見られた[34]。この研究では、MBSR群でNK細胞活性とインターフェロン（ウイルスの増殖を抑制し、NK細胞活性の増強作用をもつタンパク質）の産生が回復した。また、NK細胞活性を低下させ、インターフェロンの産生を減少させる特定のサイトカイン（免疫調節作用や細胞分化作用などをもつタンパク質）が減少した。一方、コントロール群では、サイトカインの増加により、NK細胞活性の低下とインターフェロンの産生が減少した。すなわち、MBSR群ではNK細胞活性とサイトカインのバランスは回復したが、コントロール群では免疫不全のままであった。この研究者たちは、免疫不全やコルチゾール（ストレスホルモン）、ある特定のサイトカインは、NK細胞活性を低下させ、インターフェロンの産生を減少させるが、この結果からは、MBSR群はコントロール群に比べて免疫ホメオスタシス（免疫を一定の状態に保つこと）を迅速に回復させたと述べている。

つまり、がんで免疫不全を起こしていたところに、ＭＢＳＲを実践することでストレスが軽減された。そして、このストレス軽減がＮＫ細胞活性を低下させ、インターフェロンの産生を減少させる特定のサイトカインを低下させた。その結果、ＮＫ細胞活性とインターフェロンの産生が増加し、ＮＫ細胞活性やインターフェロンの増加により、リンパ球内の免疫系細胞へ作用するサイトカインのバランスが調節されたと考えられる。この報告からは、ＭＢＳＲ実践によるストレス軽減が、免疫調節作用に良い影響をおよぼしたと考えられる。

ＨＩＶ（ヒト免疫不全ウイルス）とＮＫ細胞など

ここでは、ヒト免疫不全ウイルス（human immunodeficiency virus: HIV）の患者を対象にした二件の研究を紹介する。[35][36] 一方の研究では、ＭＢＳＲ群でＮＫ細胞の活性化は基準値と比較して一一〇パーセント増加し、ＮＫ細胞活性によりＮＫ細胞数も増加したが、コントロール群ではＮＫ細胞活性は二五パーセント減少した。[35] この研究者たちは、ＭＢＳＲ実践によるストレス症状の低下により、神経内分泌反応の変化を通してサイトカインが調節され、その結果ＮＫ細胞活性が高められ、ＨＩＶの進行を遅らせる可能性が示唆された。ＭＢＳＲの免疫学的効果は、恐らく免疫機能を強化させる原因となるＮＫ細胞数の増加にあると思われ、ストレスの軽減が白血球を調節し、結果的に細胞数の増加につながった可能性があるか、あるいはストレスの軽減が骨髄で分化が行われるＮＫ細胞の発生に影響を与えたとも考えられる。ＭＢＳＲは神経内分泌の変化を通して、サイトカインにも影響を与える可能性があると述べている。

もう一方の研究では、ＨＩＶの標的細胞（攻撃対象とする細胞）である$CD4^{+}$T細胞（ヒト白血球成分）の細胞数が増加し、免疫機能の強化が確認された[36]。この研究者たちは、ＭＢＳＲはストレスに苦しむＨＩＶ患者の治療を補完し、ＨＩＶ患者の$CD4^{+}$T細胞の細胞数の減少を抑制する可能性があると述べている。

これらの結果からは、ＭＢＳＲが免疫機能の強化やＮＫ細胞数の増加などに良い影響を与え、補完代替医療としての有用性も示唆された。今後のさらなる研究に期待を寄せる。

性ホルモン：前立腺《ぜんりつせん》特異《とくい》抗原《こうげん》（ＰＳＡ）とメラトニン

性ホルモンに関連した前立腺特異抗原（prostate specific antigen: PSA）とメラトニンについての二件の研究は、次のように報告している[37,38]。ＰＳＡは主に前立腺上皮細胞で生成され、前立腺液として精液中に分泌される[31]。前立腺がんでは、このＰＳＡが異常に産生され、前立腺組織が腫瘍細胞によって破壊されることにより血液中に流出されるために、血中濃度が上昇する。日本人の男性の泌尿器悪性腫瘍の中で、前立腺がんは最も発生頻度が高く、著しい増加傾向にある。また、肥満はがんの危険性を上げると言われている。前立腺がん患者を対象にした研究では、ＭＢＳＲ実践により前立腺の腫瘍マーカーであるＰＳＡの増加率の低下と肥満度の指標となるＢＭＩ（body mass index: ボディマス指数）の平均七パーセントの低下などが報告されている[37]。

メラトニンは、脳の松果体で作られるホルモンで、がんに対する免疫力を高める効果や睡眠を促進する効果などがある。また、メラトニンは性腺機能を抑制し、抗ストレスホルモンと見なされ、細胞内膜で成長する抗女性ホルモンである。乳がんでは女性ホルモンが、がん細胞の発育を促進するので、反対に作用する抗女性ホルモン薬を投与して女性ホルモンの反応を妨げ、乳がん細胞の成長を抑える。そのため、メラトニンの増加が、乳がん治療の重要な指標になっている。さらに、メラトニンは免疫調節物質として作用することがあり、インターフェロンのように免疫機能に影響をおよぼし、松果体の機能を高める効果がある。乳がんに関する研究からは、ＭＢＳＲ群では、この乳がん細胞の成長を抑制し、免疫調節物質として作用するメラトニンが増加したと報告している[38]。この研究者たちは、メラトニンの増加は、乳がん治療の重要な指標や患者の生理的・心理的支援ともなり、前立腺がん・乳がん分野での今後の適切な応用に期待すると述べている。

ＰＳＡの増加率の低下とメラトニンの増加からは、性ホルモンの分泌バランスと免疫作用に影響される前立腺がん・乳がん分野において、ＭＢＳＲの応用の可能性が示唆された。

インフルエンザウイルスの抗体数増加

健康なサラリーマンを対象にインフルエンザ・ワクチン接種後四週間と八週間の比較を行った結果、ＭＢＳＲ実践群では血液中のインフルエンザウイルス抗体数が有意に増加した[39]。つまり、インフルエンザ・ワクチンの効果を高めることが示唆された。この研究者たちは、インフルエンザウイルス抗体数が増加したことから、免疫機能が促進されたと考えられると述べている。

また、この研究は、血液中のインフルエンザウイルス抗体数の増加による免疫機能の促進とともに、左側前頭部脳波の賦活（機能が活発になること）と免疫機能との関連性（感情と免疫機能の関係）も調べている。この関連性では、ＭＢＳＲ実践群では抗体数の増加とともに左側前頭部脳波の賦活が増大する正の相関関係（r＝0.53, $p<0.05$）が見られたが、コントロール群では有意な関係は見られなかった。不安を測定する質問紙検査ＳＴＡＩ（The State-Trait Anxiety：状態・特性不安検査）を行った結果では、否定的な感情が低下し、左側前頭部でより大きな賦活の現れた者は、否定的な刺激からの立ち直りが早いことも示唆された。これまでに、否定的な感情は相対的に左側前頭部脳波の賦活に関係するとされてきたが、この前頭部脳波の特に左側での賦活からは、そのことも裏付けられた。この研究者たちは、ＭＢＳＲが、不安や否定的な感情を低下させ、肯定的な感情をもたらすといった左側前頭部脳波の賦活に関連していることが示唆されたと述べている。

この研究は、ＭＢＳＲ実践が前頭部脳波の賦活から感情のコントロールに影響を与え、さらに感情と免疫機能との関連性も示唆した興味深いものである。そして、免疫機能の生体内測定では、瞑想の効果を初めて証明した珍しい研究でもある。今後のさらなる研究の進展に期待したい。

④睡眠の改善

不眠や夜中に目が覚めるなどの睡眠障害が続くと睡眠の質が低下する。がん患者を対象にした五件の研究からは、睡眠の質の改善が見られた[40]。このうちの二件の研究では、次のように報告している[41][42]。MBSR実践前は四〇パーセントが睡眠不足であったが、実践後は二〇パーセント未満になり[42]、約八〇パーセントに睡眠の質の改善が見られた[41][42]。また、ストレス症状と睡眠の質についての相関を調べた研究では、MBSR実践後にストレス症状が下がると睡眠の質が上る中程度の負の相関関係（r＝−0.38）が見られ、ストレス症状の改善とともに睡眠の質も改善されたと報告している[43]。この研究者たちは、がん患者にとって睡眠障害は深刻な問題であり、MBSRはこの睡眠の質に効果的に影響し、がん患者の睡眠障害に対して、睡眠薬に頼らない方法としての可能性があると述べている[43]。

これらの研究からは、MBSRによってストレス症状が改善されると睡眠の質も改善されると考えられる。

⑤コルチゾールの低下

コルチゾールは副腎皮質から分泌されるストレスホルモンである。ストレスを受けると脳内の視床下部からは副腎皮質刺激ホルモン放出ホルモンが放出され、下垂体からは副腎皮質刺激ホルモンが分泌される。そして、副腎皮質刺激ホルモンは副腎皮質を刺激してコルチゾールを分泌する。コルチゾールは、脂肪の代謝を促進し、タンパク質からブドウ糖を産生して、炎症に対しては重要な働きをするが、免疫系には抑制作用として働くことも知られている。

三件の研究からは、MBSRの実践後に、ストレス症状の低下によるコルチゾールの減少が報告されている。[33] 研究者たちは、ストレスホルモンは免疫機能を変化させることが知られており、感情的なストレスは神経内分泌系を活性させ、ストレスホルモンの分泌を増加させると述べている。[34]

これらの研究結果からは、ストレスの軽減によりコルチゾールの分泌が低下し、免疫系の調節に良い影響を与えたと考えられる。

⑥乾癬症《かんせんしょう》の治療日数の短縮

乾癬症は皮膚表面が紅い斑点状になり、その上に銀色の角質細胞が付着し、細かくはがれ落ちる慢性の皮膚病である。発症原因は不明であるが、遺伝や免疫の異常が考えられている。この乾癬症の治療には、紫外線照射が行われる。期間制限はなく、一般的に四〇回の照射で一三週行われる。治療は、通常週三回行われ、照射時間は徐々に長くなり、細胞増殖を抑制し皮膚の斑点が完全に消えるまでには、長期間の治療が必要である。この紫外線療法には、PUVA療法（psoralen ultraviolet A：プーヴァ療法）[44]とUVB療法（ultraviolet B：B波長紫外線照射療法）[45]がある。紫外線の照射は、日焼けや皮膚の黒化を起こし、皮膚がんや白内障を発生させる恐れもある。いずれの療法も治療と言うよりは、一時的に皮膚細胞（乾癬）の増殖を抑えるもので、ストレスは長期間続き、患者の不安やストレスは非常に大きいと思われる。

乾癬患者を対象にしたカバットジンたちの研究は、ＭＢＳＲの心理的な効果を期待して皮膚治療を促進するという目的で行われ、治療回数を減らすことにより光線療法や光化学療法による皮膚がんの危険性を低下させ、同時に治療費の削減を図るというものであった[46]。この研究者たちは、乾癬患者の心理的負担は大きく、ストレスと病状にはストレスが大きくなると症状も悪くなるという正の相関関係があると述べている。この研究結果は、ＭＢＳＲ実践群とコントロール群との比較で、平均病歴一一年の患者の治療（紫外線照射）日数が短縮し、それはＰＵＶＡ療法で五〇日の短縮、ＵＶＢ療法で一四日の短縮となり、中度から重度の乾癬患者の治療が促進したと報告している。

この結果からは、ＭＢＳＲ実践によるストレスの軽減が乾癬の増殖を抑制し、ＱＯＬの改善から治療日数の短縮へつながったと考えられる。紫外線照射による皮膚がんや白内障などの危険性を考慮すると、大きな効果が得られたと思われる。患者の身体的・心理的苦痛の軽減と皮膚治療の促進、紫外線照射による副作用の危険性の軽減と治療日数の短縮による治療費の削減につながる効果が示された。

観察型の瞑想　マインドフルネスストレス低減法（ＭＢＳＲ）の効果のまとめ

これらの研究結果からＭＢＳＲの効果は三つ考えられる。一つには、ストレスの軽減からＱＯＬの改善や症状の緩和に向かう流れである。つまり、「ＭＢＳＲ実践⇓①痛みの認識変化（痛みの客観的受容）⇓②疼痛緩和⇓③ストレス症状（ストレスホルモン）の低下⇓④睡眠障害の低下⇓⑤神経内分泌の変化⇓⑥サイトカインなどの細胞内環境の調節⇓⑦免疫機能の調節⇓⑧ＱＯＬの改善・症状の緩和」へと向かう流れが考えられる。

ＭＢＳＲには、感情のままに反応していた患者に、感情を客観的に観察し、その本質を見抜く洞察力を高め、それまでの思考パターンや潜在意識を変化させる可能性があり、この効果がＱＯＬの改善によい影響をもたらすと思われる。つまり、患者の心の落ち着きが、ＱＯＬ改善のメカニズムに効果的に働くと考えられる。

二つ目は、ＮＫ細胞活性やサイトカインバランス（細胞内環境）の調節である。タンパク質分子であるサイトカインの主な役割は、免疫系の調節である。多くのサイトカインは免疫担当細胞の増殖や分化、免疫担当細胞活性の調節に関わっている。これらのサイトカインが相互作用し、ネットワークがうまく機能して免疫系が調節され、免疫ホメオスタシス（恒常性）が保持されたと考えられる。この免疫ホメオスタシスの保持が、我々の健康には何よりも重要である。ＭＢＳＲには、この免疫機能不全を活性化し、回復を促進する作用があると言えよう。がんなどの慢性疾患患者のストレスは高く、免疫力も低下している。痛みなどのストレスに対する認識を変化させるというＭＢＳＲの働きは、免疫機能に効果的に作用し、免疫機能を調節する可能性があると考えられる。

三つ目は、副作用の低下と費用効果である。治療日数の短縮による薬剤使用の低下、睡眠薬の使用の低下である。薬の副作用を減らすとともに、医療費抑制・医療保険金支払削減などの経済効果も期待できる。ＭＢＳＲはがんなどの慢性疾患患者の免疫機能を調節し、病気の不安をやわらげる。慢性疾患への応用の可能性が広がり、比較的短時間で費用対効果の高いプログラムである[47]。

がん治療では、がん細胞の増殖・再発・転移に備えた免疫機能のコントロールが重要であり、早期の免疫機能の回復が鍵となる。がん患者は不安に苦しみ、検査や化学療法・ホルモン療法の副作用などにより、日常のストレスは非常に大きいと思われる。このやり場のない孤独な気持ちをやわらげ、ストレスを少しでも減らして免疫機能を調節し、QOLを維持・向上させる意味は大きい。ある研究者は、MBSRの健康増進効果は、人間の苦しみを癒し緩和するための患者中心の統合医療において、従来の医療を補完することにあると述べている[48]。患者を中心とした全人的な統合医療を補完するための一手段として、今後のMBSRの可能性に期待したい。

(3)　統合型の瞑想――禅的技法（ZM）に関する効果

真夏に冷房のきいた部屋で長時間のオフィスワークや家事などを行うと、身体がだるく、冷えにより身体がこわばる。身体を冷やすことによって倦怠感・肩こり・頭痛などを引き起こし、血行も悪くなる。

私たちの身体は、循環・呼吸・消化・代謝・分泌・排泄・体温などの機能を常に調節して、環境変化に適応するためのホメオスタシス（恒常性）を維持している。この役割を担っている神経が、自律神経である。自律神経には交感神経と副交感神経があり、交感神経は緊張した時や運動する時にその働きが高まり、副交感神経はリラックスしている時や睡眠中に働く。ストレスなどが原因で、この二つの神経のバランスがくずれ、自律神経失調症と呼ばれる症状が起きる。自律神経失調症は、倦怠感・のぼせ・冷え・発汗・頭痛・動悸・息切れ・下痢・不眠などを引き起こす。

さらに、交感神経は、白血球中の成分である顆粒球《かりゅうきゅう》を増加させる。顆粒球は細菌に感染すると抗体を作り防御するが、役目を終えて消滅する時には活性酸素を発生させ、生体にとって有害な酸化ストレスを増加させる。活性酸素が大量に発生すると細胞や組織を破壊してがん細胞を増殖させる原因になり、リンパ球の働きを低下させて免疫力を抑制する。このため、がんの罹患率も上がると考えられている。ここでは、この自律神経の調節に有効な統合型の瞑想法である禅的技法（Zen Meditation: ZM）の効果を紹介する。

①血圧とコルチゾールの低下について

二件の研究からは、血圧の低下が見られた(49)。このうちの高血圧患者を対象にZMを実践した群と実践しなかった群（コントロール群）の比較研究では、最大低下は最高血圧では－11.0mmHg、最低血圧では－4.7mmHgであり、最高血圧の低下が－10mmHg以上の者が五〇パーセント、最低血圧の低下が－5mmHg以上の者が四八・二パーセントであった(50)。

健康成人を対象にしたもう一つの研究では、ZM実践群はコントロール群に比べて、血圧の低下とともに、コルチゾール・脈拍・肺換気量が有意に低下した(51)。コルチゾールの低下は、坐禅実践の三週間後、六週間後の血液中のコルチゾールで有意な低下が見られた。この研究者たちは、コルチゾールはストレス指標であり、このコルチゾールの低下と血圧の低下からは、ZMでもTMと同様のストレスを軽減する効果が見られたと述べている。また、心の安定が自律神経系の調節をもたらし、血圧と脈拍の低下につながり、この血圧と脈拍の低下はＴＭの効果と類似しているとも述べている。この研究からは、心の安定（ストレスの軽減）から血圧・脈拍・コルチゾールの低下が見られ、これらはＴＭと類似した効果であるという興味深い結果が示された。実践中の心の安定が自律神経機能を調節し、ストレスの軽減とともに、血圧とコルチゾールが低下したと考えられる。

②交感神経活動の抑制と副交感神経活動の亢進《こうしん》

ＺＭの実践を行った八つの研究で、交感神経活動の抑制と副交感神経活動の亢進（働きが活発になること）に関する効果が見られた[52]。そのうちの四件の研究では、副交感神経活動の上昇と交感神経活動の低下による自律神経活動のリラクセーション効果が見られ、副交感神経活動の上昇と交感神経活動の低下にともない睡眠中の深くリラックスした状態で現れるシータ波や、目覚めている時のリラックス状態で現れるアルファ波などの脳波が現れた[53]。副交感神経活動の上昇につれてシータ波が現れ、交感神経活動の低下につれてアルファ波が現れたものもあった[54]。シータ波が現れリラックスしつつも集中していた間は、心臓の交感神経活動の低下も見られた[55]。

ストレスを受けると、交感神経の亢進と副交感神経の抑制がおこる。これらの結果からは、ＺＭによりストレスが軽減されたことによって、交感神経活動の抑制と副交感神経活動の亢進に影響し、交感神経と副交感神経のバランスを調節すると思われる効果が示唆された。

禅瞑想で行われる息を長くゆっくりとはく数息観が、血圧調整にかかわる自律神経機能を高め、ストレスに対する自律神経反応を抑制する効果を持つことを明らかにした研究もある(56)。これらの結果から は、数息観はストレスを軽減し、副交感神経活動を亢進させるリラクセーション効果があると考えられる。

③ 脂質とアポタンパクの低下

アポタンパク（血液中で脂質をとかして組織へ運搬するタンパク質）は、その濃度が動脈硬化のリスクと強い相関があり、冠動脈疾患の危険因子にもなっている。また、ＬＤＬ（低コレステロール：悪玉コレステロール）の低下は冠動脈疾患発病リスクを減少させることも知られている。

毎日坐禅を行っている禅僧と健康成人の脂質とアポタンパクの比較を行った研究では、禅僧の脂質とアポタンパクが低く、総コレステロール・ＬＤＬ・ＨＤＬ（高コレステロール：善玉コレステロール）・アポタンパクの平均値は、健康成人よりもそれぞれ二八・五パーセント、三二一・八パーセント、一八・八パーセント、二三・九パーセント低いことがわかった(57)。動物性たんぱく質は、禅僧群と健康成人群では〇・五パーセントと六一・一パーセント、植物性タンパク質は九九・五パーセントと三八・八パーセントで、禅僧の食事は植物性タンパク質が中心でＬＤＬの低いことも確認された。

脂質異常症患者にすすめられる食事は、全摂取カロリーの三五パーセント以下の脂質と、一日につき200mg 以下のコレステロールだと言われている。動物性脂肪にはＬＤＬを上げる飽和脂肪酸が多く含まれている。禅僧は一般的に長寿であることが知られており、この研究からは、健康長寿のための植物性タンパク質の摂取によるバランスのとれた食生活の重要性が示唆された。

なお、この研究は、禅僧と健康成人の比較で他の研究と設定状況は違うが、健康的な食生活を営むうえで、脂質とタンパク質という重要な栄養素の摂取に関して参考になればと思い、ここに取り上げた。

④一酸化窒素の産生増加と過酸化脂質の低下

一酸化窒素は天然の血管拡張作用のある物質で、血管弛緩作用や神経細胞の情報伝達、マクロファージの活性化や抗菌作用など生体の生理活動に作用する物質である。過酸化脂質は心理・社会的ストレスによって酸化ストレスを増加させ、アテローム性動脈硬化症・冠動脈心疾患・がん・関節リウマチ・加齢などの一因になっている[16]。また、ストレスなどにより一酸化窒素の効果が下がり、酸化ストレスを増加させる内皮の機能不全が、高血圧・高コレステロール血症・糖尿病・アテローム性動脈硬化症を含む心臓血管疾患の病因に関連すると言われている[24]。さらに、過酸化脂質の低下は、脂質代謝異常に関連した高血圧・動脈硬化・冠動脈疾患の発生率を下げることも知られている。

健康成人を対象にＺＭを実践した群とコントロール群を比較した研究からは、血液中の一酸化窒素濃度の上昇と過酸化脂質の低下が見られた[58]。この研究者たちは、ＺＭによる一酸化窒素の産生と酸化ストレスの低下が、ある程度の高血圧症・脂質異常症・アテローム性動脈硬化症のような心臓血管疾患への危険因子を減らすことにつながると述べている。

この研究は、ＺＭの実践により天然の血管拡張作用を持つ一酸化窒素濃度が上昇したという興味深い研究である。今後、このような生化学的な変化を取り扱った研究の進展に期待する。

統合型の瞑想　禅的技法（ＺＭ）の効果のまとめ

これらの研究を総合すると、ＺＭの効果は、数息観によるゆるやかな呼吸コントロールがストレスを軽減し、交感神経活動の抑制と副交感神経活動の亢進により交感神経と副交感神経のバランスを調節すると考えられる。この自律神経機能を高める作用からは、補完代替医療への応用の可能性も示唆された。

生化学的研究からは、冠動脈疾患などの発病リスクを減らすためのバランスのとれた食生活の重要性が示唆された。また、心の安定とともに血圧・心拍数が低下し、ストレスの軽減がコルチゾール（ストレスホルモン）の低下につながったと考えられる。一酸化窒素濃度の上昇と過酸化脂質の低下からは、高血圧症・脂質異常症・アテローム性動脈硬化症などの心臓血管疾患危険因子の低下にもつながることが示唆された。

おわりに

三種類の瞑想の特徴と疾患への効果をまとめると以下のようなことが言えよう。注意集中型の瞑想TMの効果は、自律神経から分泌されるホルモンバランスを調節し、血圧低下をもたらすことであった。観察型の瞑想MBSRの効果は、痛みへの認識を変化させる作用（意識変化）であり、疼痛緩和などによるストレス軽減からQOLが改善され、症状の緩和につながったと考えられる。統合型の瞑想ZMの効果は、血圧低下であり、交感神経活動の抑制と副交感神経活動の亢進により交感神経と副交感神経のバランスを調節し、自律神経機能を高めると思われる効果が示された。

瞑想の効果を整理すると、「①ストレスの軽減⇓②ストレス応答ホルモンの低下⇓③交感神経活動の抑制⇓④副交感神経活動の亢進⇓⑤自律神経系から分泌されるホルモンバランスの調節⇓⑥中枢神経系・内分泌系・免疫系へ複雑に影響⇓⑦血圧の低下・症状の緩和」という流れが考えられる。この流れの中で、瞑想のリラクセーション効果がストレスを軽減させたと考えられる。これらの効果から、ストレスの軽減、ストレス性疾患の予防、慢性疼痛の緩和、QOLの維持・向上、健康の保持・増進などへの瞑想の有用性が示唆された。

さまざまなストレスを作り出す社会において、私たちの身体や心はこの迅速な環境変化についていけず、繰り返し不適切な反応を起こしている。高血圧・心臓病・脳卒中・がんなどのストレス性疾患が急増し、個人レベルの生体防御システムに異変が生じている。これらは、私たちが現代社会に適応できていないことを示している。このような身心の不適応に対処するために、何らかの対抗手段をとらなければならない時期が来ている。

私たちは身心をコントロールして、自身に降りかかるストレス反応を変化させることを考え、それを実践しなければならない。瞑想は精神的な安定をもたらし、物事を客観的に観察することによって情動を静める。この利点を日常生活へ応用し、ストレスに対する意識変化を試み、身心の恒常性を維持していく。つまり、生まれながらの自己調節能力（自然治癒力）を活用して、ストレス性疾患を予防するのである。

ストレス性疾患の予防は、個人や家族の身体的・精神的健康の面からも、医療費負担軽減の面からも、非常に重要である。瞑想などの東洋的技法は、古くから養生法として用いられてきた。身心の健康を保持増進して健康長寿社会を築くためにも、瞑想の活用は有効だと考える。

瞑想は、がんなどの慢性疾患やままならない苦しみに対して、その受け止め方を変える。それまで混乱していた身体と心を統一してつなぎ、苦しみや悲しみを客観視することによって、感情移入せず、心を乱すことなく、苦しみや痛みへの感情をやわらげる。瞑想は、わずかな時間で実践でき、薬の副作用の心配もない。これは、費用対効果の良い予防法や健康増進法だと言えよう。高齢化や医療費増加の進む中で、技術や体力を必要としない健康法として、費用負担の少ない身心の健康保持手段として、その価値を再認識してはいかがだろうか。

古来、瞑想は環境が絶えず投げかけてくるストレスを受け入れかわす身心の技であった。人生には、思い通りにならないこと、どうしようもならないことが山ほどある。そして、今後もストレス社会は続いていくだろう。ストレスを上手に受け流し、やり過ごすための一つの方法として、このストレス社会を生きていくための心の安定・安心を得る手段として、瞑想を活用してみてはいかがだろうか。

注

（1）安藤治『ZEN心理療法』東京：駿河台出版社、二〇〇五年、二二七—二二九頁。

（2）恩田彰「日本における東洋的行法の研究史」『心理学評論』三五巻一号、一九九二年、八—一二頁。

（3）Schneider, R. H. et al. A randomized controlled trial of stress reduction in African Americans treated for hypertension for over one year. *The American Journal of Hypertension*, 18, 88-98, 2005a; Barnes, V. A., Treiber, F. A. & Johnson, M. H. Impact of Transcendental Meditation on ambulatory blood pressure in African-American adolescents. *The American Journal of Hypertension*, 17, 366-369, 2004; Castillo-Richmond, A. et al. Effects of stress reduction on carotid atherosclerosis in hypertensive African Americans. *Stroke*, 31, 568-573, 2000; Alexander, C.N. et al. Trial of stress reduction for hypertension in older African Americans. II. Sex and risk subgroup analysis. *Hypertension*, 28, 228-237, 1996; Schneider, R.H. et al. A randomized controlled trial of stress reduction for hypertension in older African Americans. *Hypertension*, 26, 820-827, 1995.

（4）漸進的筋弛緩法とは、アメリカのエドモンド・ジェイコブソン（Edmund Jacobson）によって開発され、筋肉の緊張状態を取り除いて心をリラックスさせる方法である。

(5) Schneider, R. H. et al. A randomized controlled trial of stress reduction for hypertension in older African Americans. *Hypertension,* 26, 820-827, 1995.

(6) Schneider, R. H. et al. A randomized controlled trial of stress reduction in African Americans treated for hypertension for over one year. *The American Journal of Hypertension,* 18, 88-98, 2005a.

(7) Cook, N. R. et al. Implications of small reductions in diastolic blood pressure for primary prevention. *Archives of International Medicine,* 155, 701-709, 1995.

(8) Schneider, R. H. et al. Long-term effects of stress reduction on mortality in persons > or =55 years of age with systemic hypertension. *The American Journal of Cardiology,* 95, 1060-1064, 2005b.

(9) Thijs L. et al. A meta analysis of outcome trials in elderly hypertensives. *Journal of Hypertension,* 10, 1103-1109, 1992.

(10) Barnes, V. A., Treiber, F. A. & Johnson, M. H. Impact of Transcendental Meditation on ambulatory blood pressure in African-American adolescents. *The American Journal of Hypertension,* 17, 366-369, 2004.

(11) Paul-Labrador, M. et al. Effects of a randomized controlled trial of transcendental meditation on components of the metabolic syndrome in subjects with coronary heart disease. *Archives of Internal Medicine,* 166, 1218-1224, 2006.

(12) Castillo-Richmond, A. et al. Effects of stress reduction on carotid atherosclerosis in hypertensive African Americans. *Stroke,* 31, 568-573, 2000.

(13) Salonen, J. T. & Salonen, R. Quantitative Imaging, Risk Factors, Prevalence, and Change: Chairman's Discussion of Session 2: Ultrasound B-Mode Imaging in Observational Studies of Atheroscler-

otic Progression. *Circulation,* 87, II56-II65, 1993.

(14) O'Leary, D. H. et al. Carotid-artery intima and media thickness as a risk factor for myocardial infarction and stroke in older adults. *The New England Journal of Medicine,* 340, 14-22, 1999.

(15) Walton, K. G. et al. Psychosocial stress and cardiovascular disease Part 2: Effectiveness of the Transcendental Meditation program in treatment and prevention. *Behavioral Medicine,* 28, 106-123. 2002.

(16) Schneider, R. H. et al. Lower lipid peroxide levels in practitioners of the Transcendental Meditation program. *Psychosomatic Medicine,* 60, 38-41, 1998.

(17) Robak, J. & Sobanska, B. Relationship between lipid peroxidation and prostaglandin generation in rabbit tissues. *Biochemical Pharmacology,* 25, 2233-2236, 1976.

(18) Shimizu, T., Kondo, K. & Hayaishi, O. The role of prostaglandin endoperoxides in the serum thiobarbituric acid reaction. *Archives of Biochemistry and Biophysics,* 206, 271-276, 1981.

(19) Schneider, R. H. et al. Lower lipid peroxide levels in practitioners of the Transcendental Meditation program. *Psychosomatic Medicine,* 60, 38-41, 1998.

(20) Herron, R. E. et al. Cost-effective hypertension management: comparison of drug therapies with alternative program. *The American Journal of Managed Care,* 2, 427-437, 1996.

(21) Kieviet-Stijnen, A. et al. Mindfulness-based stress reduction training for oncology patients: Patients' appraisal and changes in well-being. *Patient Education and Counseling,* 72, 436-442, 2008; Witek-Janusek, L. et al. Effect of mindfulness based stress reduction on immune function, quality of life and coping in woman newly diagnosed with early stage breast cancer. *Brain, Behavior, and Immunity,*

22, 969–981, 2008; Carlson, L. E. et al. One year pre-post intervention follow-up of psychological, immune endocrine and blood pressure outcomes of mindfulness-based stress reduction (MBSR) in breast and prostate cancer outpatients. *Brain, Behavior, and Immunity,* 21, 1038–1049, 2007; Carlson, L. E. & Garland, S. N. Impact of mindfulness-based stress reduction (MBSR) on sleep, mood, stress and fatigue symptoms in cancer outpatients. *International Journal of Behavioral Medicine,* 12, 278–285, 2005; Tacon, A. M., Caldera, Y. M. & Ronaghan, C. Mindfulness, psychosocial factors, and breast cancer. *Journal of Cancer Pain and Symptom Palliation,* 1, 45–53, 2005; Carlson, L. E. et al. Mindfulness-based stress reduction in relation to quality of life, mood, symptoms of stress and levels of cortisol, dehydroepiandrosterone sulfate (DHEAS) and melatonin in breast and prostate cancer outpatients. *Psychoneuroendocrinology,* 29, 448–474, 2004; Tacon, A. M. Mindfulness-based stress reduction in women with breast cancer. *Families Systems & Health,* 22, 193–203, 2004; Carlson, L. E. et al. Mindfulness-based stress reduction in relation to quality of life, mood, symptoms of stress, and immune parameters in breast and prostate cancer outpatients. *Psychosomatic Medicine,* 65, 571–581, 2003; Majumdar, M. et al. Does mindfulness meditation contribute to health? Outcome evaluation of a German sample. *The Journal of Alternative and Complementary Medicine,* 8, 719–730, 2002; Reibel, D. K. et al. Mindfulness-based stress reduction and health-related quality of life in a heterogeneous patient population. *General Hospital Psychiatry,* 23, 183–192, 2001.

(22) Kieviet-Stijnen, A. et al. Mindfulness-based stress reduction training for oncology patients: Patients' appraisal and changes in well-being. *Patient Education and Counseling,* 72, 436–442, 2008.

(23) Witek-Janusek, L. et al. Effect of mindfulness based stress reduction on immune function, quality of

life and coping in women newly diagnosed with early stage breast cancer. *Brain, Behavior, and Immunity,* 22, 969-981, 2008; Carlson, L. E. et al. One year pre-post intervention follow-up of psychological, immune endocrine and blood pressure outcomes of mindfulness-based stress reduction (MBSR) in breast and prostate cancer outpatients. *Brain, Behavior, and Immunity,* 21, 1038-1049, 2007; Carlson, L. E. & Garland, S. N. Impact of mindfulness-based stress reduction (MBSR) on sleep, mood, stress and fatigue symptoms in cancer outpatients. *International Journal of Behavioral Medicine,* 12, 278-285, 2005; Carlson, L. E. et al. Mindfulness-based stress reduction in relation to quality of life, mood, symptoms of stress and levels of cortisol, dehydroepiandrosterone sulfate (DHEAS) and melatonin in breast and prostate cancer outpatients. *Psychoneuroendocrinology,* 29, 448-474, 2004; Tacon, A. M. Mindfulness-based stress reduction in women with breast cancer. *Families Systems & Health,* 22, 193-203, 2004; Carlson, L. E. et al. Mindfulness-based stress reduction in relation to quality of life, mood, symptoms of stress, and immune parameters in breast and prostate cancer outpatients. *Psychosomatic Medicine,* 65, 571-581, 2003; Brown, K. W. & Ryan, R. M. The benefits of being present: Mindfulness and its roles in Psychological well-being. *Journal of Personality and Social Psychology,* 84, 822-848, 2003; Carlson, L. E. et al. The effects of a mindfulness meditation-based stress reduction program on mood and symptoms of stress in cancer outpatients: 6-month follow-up. *Support Care Cancer,* 9, 112-123, 2001; Speca, M. et al. A randomized wait-list controlled trial: The effects of a mindfulness meditation-based stress reduction program on mood and symptoms of stress in cancer outpatients. *Psychosomatic Medicine,* 62, 613-622, 2000.

(24) Carlson, L. E. et al. One year pre-post intervention follow-up of psychological, immune endocrine

and blood pressure outcomes of mindfulness-based stress reduction (MBSR) in breast and prostate cancer outpatients. *Brain, Behavior, and Immunity,* 21, 1038-1049, 2007.

(25) Carlson, L. E. et al. Mindfulness-based stress reduction in relation to quality of life, mood, symptoms of stress, and immune parameters in breast and prostate cancer outpatients. *Psychosomatic Medicine,* 65, 571-581, 2003.

(26) Speca, M. et al. A randomized wait-list controlled trial: The effects of a mindfulness meditation-based stress reduction program on mood and symptoms of stress in cancer outpatients. *Psychosomatic Medicine,* 62, 613-622, 2000.

(27) Lush, E. et al. Mindfulness meditation for symptom reduction in fibromyalgia: Psychophysiological correlates. *Journal of Clinical Psychology in Medical Settings,* 16, 200-207, 2009; Grossman, P. et al. Mindfulness training as an intervention for fibromyalgia: Evidence of postintervention and 3-year follow up benefits in well-being. *Psychotherapy and Psychosomatics,* 76, 226-233, 2007; Kaplan, K. H., Goldenberg, D. L. & Galvin-Nadeau, M. The impact of a meditation-based stress reduction program on fibromyalgia. *General Hospital Psychiatry,* 15, 284-289, 1993; Kabat-Zinn, J. et al. Four-year follow-up of a meditation-based program for the self-regulation of chronic pain: Treatment outcomes and compliance. *The Clinical Journal of Pain,* 2, 159-173, 1987; Kabat-Zinn, J., Lipworth, L. & Burney, R. The clinical use of mindfulness meditation for the self-regulation of chronic pain. *Journal of Behavioral Medicine,* 8, 163-190, 1985; Kabat-Zinn, J. An outpatient program in behavioral medicine for chronic pain patients based on the practice of mindfulness meditation: Theoretical considerations and preliminary results. *General Hospital Psychiatry,* 4, 33-47, 1982.

(28) Lush, E. et al. Mindfulness meditation for symptom reduction in fibromyalgia: Psychophysiological correlates. *Journal of Clinical Psychology in Medical Settings,* 16, 200–207, 2009.

(29) Kaplan, K. H., Goldenberg, D. L. & Galvin-Nadeau, M. The impact of a meditation-based stress reduction program on fibromyalgia. *General Hospital Psychiatry,* 15, 284–289, 1993.

(30) Kabat-Zinn, J., Lipworth, L. & Burney, R. The clinical use of mindfulness meditation for the self-regulation of chronic pain. *Journal of Behavioral Medicine,* 8, 163–190, 1985.

(31) 『南山堂医学大辞典』一九版、東京：南山堂、二〇〇六年。
「一酸化窒素」、「インターフェロン」、「ＮＫ細胞」、「線維筋痛症候群」、「前立腺癌」、「前立腺特異抗原」

(32) Witek-Janusek, L. et al. Effect of mindfulness based stress reduction on immune function, quality of life and coping in women newly diagnosed with early stage breast cancer. *Brain, Behavior, and Immunity,* 22, 969–981, 2008; Carlson, L. E. et al. One year pre-post intervention follow-up of psychological, immune endocrine and blood pressure outcomes of mindfulness-based stress reduction (MBSR) in breast and prostate cancer outpatients. *Brain, Behavior, and Immunity,* 21, 1038–1049, 2007; Carlson, L. E. et al. Mindfulness-based stress reduction in relation to quality of life, mood, symptoms of stress and levels of cortisol, dehydroepiandrosterone sulfate (DHEAS) and melatonin in breast and prostate cancer outpatients. *Psychoneuroendocrinology,* 29, 448–474, 2004; Carlson, L. E. et al. Mindfulness-based stress reduction in relation to quality of life, mood, symptoms of stress, and immune parameters in breast and prostate cancer outpatients. *Psychosomatic Medicine,* 65, 571–581, 2003.

(33) Witek-Janusek, L. et al. Effect of mindfulness based stress reduction on immune function, quality of

life and coping in woman newly diagnosed with early stage breast cancer. *Brain, Behavior, and Immunity,* 22, 969-981, 2008; Carlson, L. E. et al. One year pre-post intervention follow-up of psychological, immune endocrine and blood pressure outcomes of mindfulness-based stress reduction (MBSR) in breast and prostate cancer outpatients. *Brain, Behavior, and Immunity,* 21, 1038-1049, 2007; Carlson, L. E. et al. Mindfulness-based stress reduction in relation to quality of life, mood, symptoms of stress and levels of cortisol, dehydroepiandrosterone sulfate (DHEAS) and melatonin in breast and prostate cancer outpatients. *Psychoneuroendocrinology,* 29, 448-474, 2004.

(34) Witek-Janusek, L. et al. Effect of mindfulness based stress reduction on immune function, quality of life and coping in women newly diagnosed with early stage breast cancer. *Brain, Behavior, and Immunity,* 22, 969-981, 2008.

(35) Robinson, F. P., Mathews, H. L. & Witek-Janusek, L. Psycho-endocrine-immune response to mindfulness-based stress reduction in individuals infected with the human immunodeficiency virus: A quasiexperimental study. *The Journal of Alternative and Complementary Medicine,* 9, 683-694, 2003.

(36) Creswell, J. D. et al. Mindfulness meditation training effects on $CD4^{+}$ T lymphocytes in HIV-1 infected adults: A small randomized controlled trial. *Brain, Behavior, and Immunity,* 23, 184-188, 2009.

(37) Saxe, G. et al. Can diet in conjunction with stress reduction affect the rate of increase in prostate specific antigen after biochemical recurrence of prostate cancer? *The Journal of Urology,* 166, 2202-2207, 2001.

(38) Massion, A. O. et al. Meditation, melatonin and breast/prostate cancer: Hypothesis and preliminary

data. *Medical Hypotheses,* 44, 39–46, 1995.

(39) Davidson, R. J. et al. Alterations in brain and immune function produced by mindfulness meditation. *Psychosomatic Medicine,* 65, 564–570, 2003.

(40) Carlson, L. E. et al. One year pre-post intervention follow-up of psychological, immune endocrine and blood pressure outcomes of mindfulness-based stress reduction (MBSR) in breast and prostate cancer outpatients. *Brain, Behavior, and Immunity,* 21, 1038–1049, 2007; Carlson, L. E. & Garland, S. N. Impact of mindfulness-based stress reduction (MBSR) on sleep, mood, stress and fatigue symptoms in cancer outpatients. *International Journal of Behavioral Medicine,* 12, 278–285, 2005; Carlson, L. E. et al. Mindfulness-based stress reduction in relation to quality of life, mood, symptoms of stress and levels of cortisol, dehydroepiandrosterone sulfate (DHEAS) and melatonin in breast and prostate cancer outpatients. *Psychoneuroendocrinology,* 29, 448–474, 2004; Carlson, L. E. et al. Mindfulness-based stress reduction in relation to quality of life, mood, symptoms of stress, and immune parameters in breast and prostate cancer outpatients. *Psychosomatic Medicine,* 65, 571–581, 2003; Shapiro, S. L. et al. The efficacy of mindfulness-based stress reduction in the treatment of sleep disturbance in women with breast cancer: An exploratory study. *Journal of Psychosomatic Research,* 54, 85–91, 2003.

(41) Carlson, L. E. et al. Mindfulness-based stress reduction in relation to quality of life, mood, symptoms of stress and levels of cortisol, dehydroepiandrosterone sulfate (DHEAS) and melatonin in breast and prostate cancer outpatients. *Psychoneuroendocrinology,* 29, 448–474, 2004.

(42) Carlson, L. E. et al. Mindfulness-based stress reduction in relation to quality of life, mood,

symptoms of stress, and immune parameters in breast and prostate cancer outpatients. *Psychosomatic Medicine*, 65, 571-581, 2003.

(43) Carlson, L. E. & Garland, S. N. Impact of mindfulness-based stress reduction (MBSR) on sleep, mood, stress and fatigue symptoms in cancer outpatients. *International Journal of Behavioral Medicine*, 12, 278-285, 2005.

(44) ソラレン誘導体 psoralens を内服または外用したあと、長波長紫外線 ultraviolet A を照射する治療法で、その頭文字を取ってPUVA療法といわれる。光化学療法 photochemotherapy の一種である。本療法により、細胞DNA内にソラレンが結合し、細胞増殖を抑制する。副作用として、長波長紫外線の過剰照射による日やけがみられる。長期間連続して施行する際には、白内障、皮膚悪性腫瘍が発生する恐れがある。白内障の副作用を避けるため、治療中はサングラスをかける。皮膚悪性腫瘍の発生を予防するため、皮疹の改善をみたら、休止するなどの工夫が加えられている（南山堂医学大辞典、南山堂、二〇〇六年、二二〇〇頁）。

(45) B波長紫外線、中波長紫外線（波長290-320 nm の紫外線。もっとも効果的に日焼けや黒化を起こす。過剰なUVBの暴露は正常皮膚のがんの原因となる）（ステッドマン医学大辞典、改訂第六版、メジカルビュー社、二〇〇八年、一九六三頁）。本章においては、UVBを照射する光線療法をさす。

(46) Kabat-Zinn, J. et al. Influence of a mindfulness meditation-based stress reduction intervention on rates of skin clearing in patients with moderate to severe psoriasis undergoing phototherapy (UVB) and photochemotherapy (PUVA). *Psychosomatic Medicine*, 60, 625-632, 1998.

(47) Grossman, P. et al. Mindfulness-based stress reduction and health benefits: A meta-analysis. *Journal of Psychosomatic Research*, 57, 35-43, 2004.

(48) Reibel, D. K. et al. Mindfulness-based stress reduction and health-related quality of life in a heterogeneous patient population. *General Hospital Psychiatry,* 23, 183-192, 2001.

(49) Yen, L. L. et al. Comparison of relaxation techniques, routine blood pressure measurements, and self-learning packages in hypertension control. *Preventive Medicine,* 25, 339-345, 1996; Sudsuang, R., Chentanez, V. & Veluvan, K. Effect of Buddhist meditation on serum cortisol and total protein levels, blood pressure, pulse rate, lung volume and reaction time. *Physiology & Behavior,* 50, 543-548, 1991.

(50) Yen, L. L. et al. Comparison of relaxation techniques, routine blood pressure measurements, and self-learning packages in hypertension control. *Preventive Medicine,* 25, 339-345, 1996.

(51) Sudsuang, R., Chentanez, V. & Veluvan, K. Effect of Buddhist meditation on serum cortisol and total protein levels, blood pressure, pulse rate, lung volume and reaction time. *Physiology & Behavior,* 50, 543-548, 1991.

(52) Wu, S. D. & Lo, P. C. Inward-attention meditation increases parasympathetic activity: A study based on heart rate variability. *Biomedical Research,* 29, 245-250, 2008; Cysarz, D. & Büssing, A. Cardiorespiratory synchronization during Zen meditation. *European Journal of Applied Physiology,* 95, 88-95, 2005; Takahashi, T. et al. Changes in EEG and autonomic nervous activity during meditation and their association with personality traits. *International Journal of Psychophysiology,* 55, 199-207, 2005; Murata, T. et al. Individual trait anxiety levels characterizing the properties of Zen meditation. *Neuropsychobiology,* 50, 189-194, 2004; Kubota, Y. et al. Frontal midline theta rhythm is correlated with cardiac autonomic activities during performance of an attention demanding meditation procedure. *Cognitive Brain Research,* 11, 281-287, 2001; Lehrer, P., Sasaki, Y. & Saito, Y. Zazen and cardiac

variability. *Psychosomatic Medicine*, 61, 812-821, 1999.
榊原雅人「呼吸コントロールが心拍変動低周波成分に及ぼす効果」『東海学園大学研究紀要』一〇号、二〇〇五年、一九―二八頁；高橋哲也ほか「禅瞑想課題（数息観）による脳波と自律神経活動の変化」、『精神神経学雑誌』一〇五巻一二号、二〇〇三年、一五〇三―一五〇四頁。

(53) Wu, S. D. & Lo, P. C. Inward-attention meditation increases parasympathetic activity: A study based on heart rate variability. *Biomedical Research*, 29, 245-250, 2008; Takahashi, T. et al. Changes in EEG and autonomic nervous activity during meditation and their association with personality traits. *International Journal of Psychophysiology*, 55, 199-207, 2005; Murata, T. et al. Individual trait anxiety levels characterizing the properties of Zen meditation. *Neuropsychobiology*, 50, 189-194, 2004;
高橋哲也ほか「禅瞑想課題（数息観）による脳波と自律神経活動の変化」、『精神神経学雑誌』一〇五巻一二号、二〇〇三年、一五〇三―一五〇四頁。

(54) Takahashi, T. et al. Changes in EEG and autonomic nervous activity during meditation and their association with personality traits. *International Journal of Psychophysiology*, 55, 199-207, 2005.
高橋哲也ほか「禅瞑想課題（数息観）による脳波と自律神経活動の変化」、『精神神経学雑誌』一〇五巻一二号、二〇〇三年、一五〇三―一五〇四頁。

(55) Kubota, Y. et al. Frontal midline theta rhythm is correlated with cardiac autonomic activities during performance of an attention demanding meditation procedure. *Cognitive Brain Research*, 11, 281-287, 2001.

(56) 榊原雅人「呼吸コントロールが心拍変動低周波成分に及ぼす効果」『東海学園大学研究紀要』一〇号、二〇〇五年、二七頁。

(57) Kita, T. et al. The concentration of serum lipids in Zen monks and control males in Japan. *Japanese Circulation Journal*, 52, 99–104, 1998.
(58) Kim, D. H. et al. Effect of Zen meditation on serum nitric oxide activity and lipid peroxidation. *Progress in Neuro-Psychopharmacology & Biological Psychiatry*, 29, 327–331, 2005.

第3章 がん患者への精神的・心理的支援

安藤満代

Michiyo Ando

がん患者の痛みとケア

私は、主にがん患者を対象とした研究をしている。それに対して、東洋的なマインドフルネス（Mindfulness）がどのような効果があったかについて、ここで少し紹介したい。

近年、がんは日本人の死因でも第一位ということで、私たちにとって非常に身近な病気になった。生命の危険に関係するので、診断を受けた時から、「治療がうまくいくのだろうか」、「仕事や家庭はどうなるのだろうか」というような、さまざまな不安や心配を抱くことが多い。がんと診断された後の治療経過において、最初の治療で完治する場合、再発する場合、そしてどんなに治療をしてもその効果がみられず、終末期に至る場合もある。

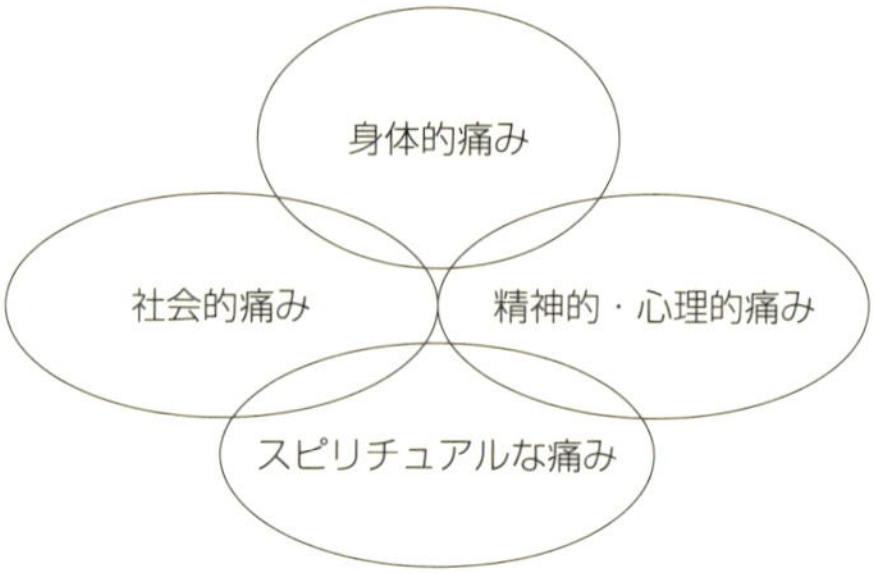

図３－１　がん患者の痛み

これらの経過では、近年の医療の発展によって、がんになってもすぐに死に至るというわけではなく、慢性疾患の経過をたどることが多いことから、日々をその人らしく生きていくために、精神的・心理的支援がますます重要になってくると考えられる。

がん患者の痛みには、「身体的痛み」、「社会的痛み」、「精神的・心理的痛み」、「スピリチュアルな痛み」があると言われている（図3-1参照）。従来、がん患者にとって「身体的痛み」は、「耐えがたい痛み」と恐れられていたが、近年はモルヒネや鎮静剤の適切な使用によりコントロールが可能になってきている。「社会的痛み」は、社会や家庭で自己の役割が果たせないなどの社会的役割の喪失によるる痛みと言われている。これは病気の進行によって、役割を他者に移行することで多少痛みが軽減されると考えられる。「精神的・心理的痛み」は、多くの患者が経験するもので、その中でも不安や抑うつ感などの心理的問題が最も多いと考えられる。

それから、最近注目されている「スピリチュアルな痛み」があげられる。「スピリチュアルな痛み」をどのように定義するかということには、非常にたくさんの議論がある。「スピリチュアルな痛み」

とは、治療に伴うさまざまな痛みを経験することによって、「このようなつらい状況で生きる意味があるのだろうか」と感じる「生きる意味感の喪失」や、「自分の生きる目的を失ってしまった」と感じる「人生の目的感の喪失」、そして「死後に自分はどこへ行くのだろうか」と感じる「神や超越者との関係」などへの痛みとして捉えられている。私たちは、「生きる意味がない」、「目的感がない」というような実存的なものを「スピリチュアな痛み」と呼んでいる。

さらに、患者の治療や療養に関わる者は、患者や家族の痛みを知り、彼らの生命の質・生活の質（quality of life）を維持し、向上させていくための支援を行うことが重要である。このようなことから、心理面への支援としてマインドフルネスについて考えてみたい。

マインドフルネスについて

がん患者への精神的・心理的支援の一つとしてマインドフルネスアプローチがある。マインドフルネスの一つであるマインドフルネスストレス低減法（Mindfulness-Based Stress Reduction: MBSR）とは、自分の意識を「今、ここ」に集中し、浮かび上がる思考に良し悪しの判断をせず、その思考とともにいる態度を身につけ、問題解決に向かわせる療法である。MBSR の創始者であるジョン・カバットジン（Jon Kabat-Zinn）[＊1]が行っている内容は、グループでの話合いや、瞑想・ヨーガを通して、自分自身の身体や思考に関する意識を高めることである。

海外の研究では、がん患者に対するマインドフルネスの精神的・心理的側面への効果が示されている。例えば、SpecaたちがＰＯＭＳ[＊2]という気分の変化を測る尺度を用いてマインドフルネスの気分と身体への効果を調べたところ、気分の中の「混乱」した気持ちと、ストレスによる身体的症状が改善された。[＊3]

ＱＯＬ[＊4]に関しては、CarlsonたちはEORTC QLQ-C30[＊5]という尺度を用いて[＊6]、MontiたちはSF-36[＊7]という尺度を用いて[＊8]、マインドフルネスがＱＯＬの向上、つまり生命の質や生活の質の向上に有効であることを示した。さらに、Garlandたちは、スピリチュアリティが向上し、病気を通して何か得たものがあるというような成長感の上昇を報告していた。[＊9]以上のように、海外ではがん患者に対するマインドフルネスの効果が示されている。

一方、日本では、がん患者のマインドフルネスの効果に関する研究は、ほとんど行われていない状況であった。つまり、マインドフルネスの研究は、うつ病患者や精神科関係の患者に対しての抑うつ感の研究として行われていたが、がん患者に対する臨床的な取組として、どのような効果があるのかということは調べられていなかった。そこで、私たちは日本人のがん患者を対象としたマインドフルネスが、本当に効果があるのかということを調べてみた。

日本人のがん患者にふさわしいマインドフルネスプログラムとは

カバットジンたちが行っているマインドフルネスストレス低減法の内容は、約八週間といった非常に長期にわたるプログラムであった。しかし、近年では、長期に渡って入院している患者は少なくなってきた。通院にしても、何度も通院している患者もいれば、一カ月に一回程度の患者もおり、個人によって通院期間は違っている。そのため、定期的に遠くからやって来て、一週間続けてカバットジンのようなプログラムを行うことは、なかなか現実的ではないという状況があった。

そこで、治療中の日本人のがん患者に実施可能で、現実的に行えるようなプログラムの開発を目指した。次に、そのプログラムが、海外の研究のように、身体面や心理面に効果があるのかということを調べてみようと考えた。海外の研究では、がん患者にとって不安や抑うつ感が、最も大きな精神的・心理的な問題になっているからである。

また、「こんなことをしていても意味がない」、「人に迷惑をかけて生きていても」というように、家族に迷惑をかけるというような「スピリチュアルな痛み」に対して、マインドフルネスは効果があるのだろうか。あるいは、成長感や、さまざまなものに対する感謝の気持ちなどに、効果があるのだろうかということも調べてみたいと考えた。

さらに、日本人のがん患者に対するマインドフルネスプログラムは、そのプログラム体験前後でど

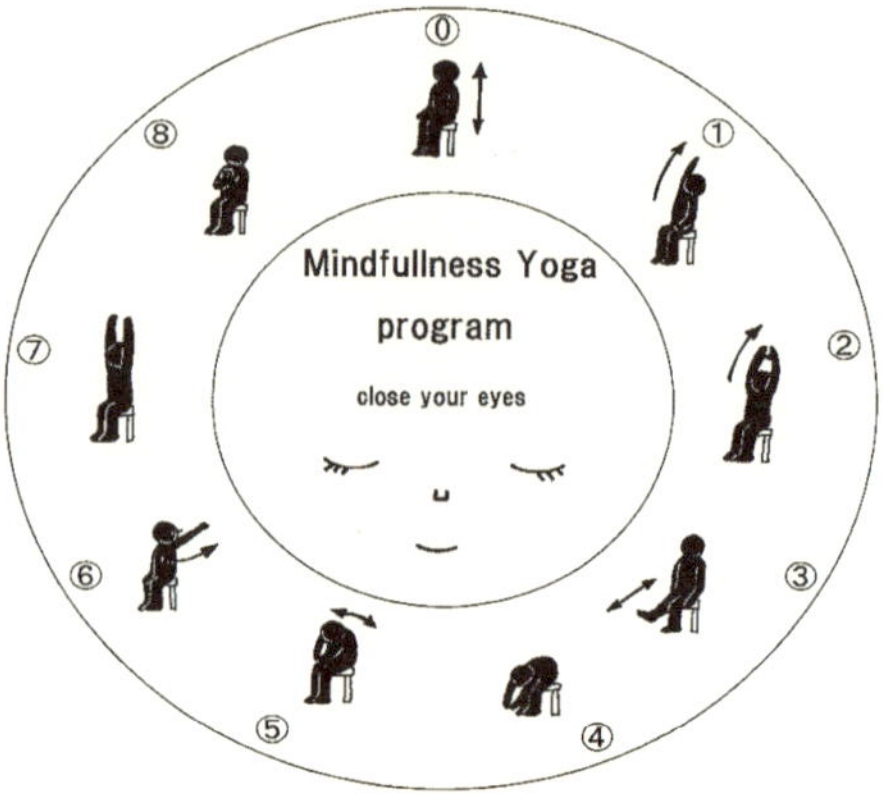

図3-2　サイクリックメディテーションの9つの基本的な動作

のような違いがあり、患者に何か変化が起きるのだろうか、ということを調べる。そして、その変化をこれまでの海外の研究と比較して、同じような結果が得られるかどうかも、あわせて調べてみようと考えたのである。

がん患者のためのマインドフルネスプログラムの作成

がん患者のためのマインドフルネスプログラムの作成は、がん患者への面接経験のある研究者が、共同研究者のインドヨーガの認定講師とともに検討し、「患者であれば、どのようなことができるだろうか」ということを考えて、患者の状態に合うプログラムを作成した。

プログラム内容（約三〇分）は、「深呼吸（五分）」、「ボディスキャン（五分）」、「サイクリックメディテーション（二〇分）」の三つから構成されている。まず、身体の中にある悪いものが呼吸とともに出ていくようにイメージしながら、深呼吸を行う。次に、ボディスキャンという頭からつま先まで意識を順に移動する方法で、いま自分の身体がどんな状態にあるのかに注意を払う。最後に、サイクリックメディテーションを二〇分間行う。これは、九つの基本的な動作を一つずつ順番に行いながら周回していく瞑想である（図3-2参照）。

このサイクリックメディテーションは、ただ瞑想するのではなく、身体を動かしながら意識を身体に集中していく。また、がんの患者の負担にならないように座位でも行え、基本的に必要な動作が組み込まれている。一周回って、また同じ動作を繰り返すといった円環的な内容なので、心が落ち着くと思われる。

マインドフルネスプログラムの効果測定

（1）参加者・属性・測定方法など

私たちは、日本人のがん患者に対するマインドフルネスプログラムが、「不安と抑うつ感」、「スピリチュアリティ」、「成長感」、「感謝の気持ち」、「痛みと痛み以外の症状」に効果があるかを調べた。

参加者は、総合病院で治療中のがん患者二八名（男性四名、女性二四名：平均年齢六〇歳）を対象にした。治療中ということで、比較的に若い平均年齢の患者であった。参加基準は二〇歳以上の患者で、言語コミュニケーションができる者、手術後のがんを治療中の患者（化学療法・放射線治療・投薬を受けている者）を対象にした。なお、重篤な精神疾患患者、うつ病の者、認知機能障害の者は除外した。「不安と抑うつ感」、「スピリチュアリティ」、「成長感」、「感謝の気持ち」、「痛みと痛み以外の症状」の五項目についての効果測定には、次の五つの心理尺度を用いた。

まず、「不安と抑うつ感」の測定にはＨＡＤＳ[＊10]を用いた。「スピリチュアリティ」の測定にはFACIT-Sp[＊11]という尺度を用いた。また、「成長感」の測定にはＢＦＳ尺度[＊12]を用いた。この尺度は、日本ではまだ評価されていない尺度であったので、筆者たちがＢＦＳ尺度の日本語版の作成を試みた。しかしながら、この研究中には未完成であったので、海外の研究で評価された内容を選択して、「病気中に何か新しいものを発見することができたか」、「病気になって自分は何らかの成長をしたという気持ちがあるか」などを、「成長感」として調べた。

そして、次に「感謝の気持ち」である。人々は苦しい体験からも、何らかの感謝の気持ちを持つことがある。新しいものに気がつくというか、今まで周囲から色々なことをしてもらっていても、それを普通のことだと思っていた。けれども、病気をしたことによって、「それは普通のことではなかったのだ」というような気づきが起きる。そのような感情を「感謝の気持ち」と呼んでいる。「感謝の気持ち」を測定する尺度は、あまり日本では使用されていない尺度であった。そのため、すでに使用されているＣＣＩ[＊13]という尺度を日本人に合うように選択して用いた。

それから、「痛みと痛み以外の症状」については、ＮＲＳ[＊14]という尺度を用いて「痛みとそれ以外の症状」が緩和されたのかということを調べた。

調査方法としては、一回目の面接時に患者に上述の心理尺度に回答してもらい、マインドフルネスプログラムを実施した。そして、そのプログラムを自宅でもできるようにとCDを手渡した。二週間後の二回目の面接では、マインドフルネスの効果について、どのような変化が起きたのかを面接者と話し合った。その後、再び心理尺度に回答してもらった。このように、最初と最後に同じ心理尺度に回答してもらい、マインドフルネスプログラムの効果の前後比較試験を行った。

(2) 分析方法

五つの尺度（「不安と抑うつ感」、「スピリチュアリティ」、「成長感」、「感謝の気持ち」、「痛みと痛み以外の症状」）では、参加人数がそれほど多くなかったので、各個人の平均値を算出し、介入前後の検定（ウィルコクソンの検定）で評価した。また、各項目に関する関係性については、相関分析（ピアソンの相関係数）で評価した。

自由記述の「病気が意味すること（病気の意味）」については、内容分析を行った。つまり、どのような体験をしたかいうことを、記入された文章から意味を持つ一つの短文を抽出してコード化し、カテゴリに分類していく方法を用いた。

(3) 結果と考察

研究結果は、以下の通りであった（表3-1参照）。「不安と抑うつ感」を調べるＨＡＤＳでは、プロ

表3－1　不安，抑うつ感，スピリチュアリティに及ぼすマインドフルネスの効果

	介入前	介入後	Z	P value
スピリチュアリティ	32.1±6.5	33.0±6.9	Z=0.40	P=0.69
不　安	6.9±3.6	5.1±3.9	Z=−2.52	P=0.01
抑うつ感	5.1±2.9	3.5±3.1	Z=−2.60	P=0.009
全HADS	12±5.3	8.6±6.3	Z=−2.89	P=0.004

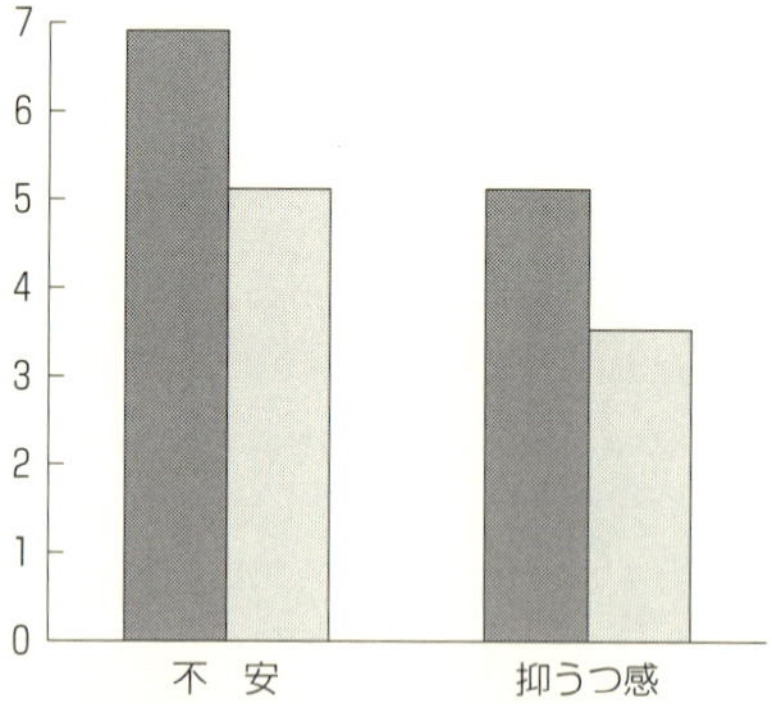

図3－3　介入前後のHADSにおける不安・抑うつ感の変化（対象者28名）

表3－2　成長感，感謝，痛み，その他の症状に及ぼすマインドフルネスの効果

	介入前	介入後	Z	P value
成長感	5.5±1.1	5.7±0.9	Z=1.54	P=0.12
感　謝	6.3±1.0	6.2±0.8	Z=0.87	P=0.87
痛　み	2.1±2.3	2.4±2.9	Z=0.77	P=0.44
その他症状	3.2±3.0	2.6±3.2	Z=0.88	P=0.38

表3-3　各変数間の相関分析の結果

	HADS	不安	抑うつ感	スピリチュアリティ	成長感	感謝
HADS	1					
不　安	−	1				
抑うつ感	−	0.61***	1			
スピリチュアリティ	−0.78***	−0.75***	−0.64***	1		
成長感	0.27	0.25	0.23	−0.35*	1	
感　謝	0.22	0.21	0.19	−0.1	0.45**	1

*p<0.05, **p<0.01, ***p<0.001

グラム実施（介入）前では高い値を示していたが、プログラム実施後には不安感（p＝0.01）も抑うつ感（p＝0.009）も有意な低下を示した（図3-3参照）。また、HADSのすべての項目（p＝0.004）でも有意な低下を示した。一方、「スピリチュアリティ」については、32点から33点と、ほとんど変化が見られなかった。これについては、影響を感じていても、もともとスピリチュアリティの高い人たちのグループだったのではないかと考えられる。

「成長感」、「感謝の気持ち」、「痛みと痛み以外の症状」に関しては、以下の通りであった（表3-2参照）。「成長感」では一〇パーセントの有意な上昇を示し、ややよい傾向にあると考えられる。その他の尺度では、特に変化は見られなかった。

次に、各項目の相関関係を分析した結果は、次の通りであった（表3-3参照）。「スピリチュアリティ」については、非常に多くの相関関係が見られた。FACIT-SpはHADSや痛みの尺度と有意な負の相関関係になっていることから、スピリチュアリティの高い患者は不安感や抑うつ感が低く、痛みも少ないという傾向が見られた。また、「感謝の気持ち」と「成長感」にも有意な正の相関関係があり、感謝の気持ちがある患者は成長感が高い（成長している）という関係が見られた。一方、「スピリチュアリティ」と「成長感」には、負の相関関係が見られた。

これらの結果からは、以下の四つのことが考えられる。①マインドフルネスは日本人のがん患者の不安と抑うつ感に効果があり、海外の先行研究と一致する、②成長感にも効果のある可能性がある、③不安・抑うつ感とスピリチュアリティに関連が見られたことから、不安・抑うつ感を改善することはスピリチュアリティの向上に効果がある、④スピリチュアリティと成長感に負の相関が見られたことは、海外の研究結果と異なっていた。その理由として、マインドフルネスを実施する際に「人生の意味などを考えず、日々を楽しく生きることを考える」というタイプの患者と、「人生の有限性などのスピリチュアルな面を考え、この病気を人生に活かして日々を充実して生きよう」とするタイプの患者がおり、スピリチュアリティと成長感が負に相関したのではないかと考えられる。

さらに、自由記述の「病気が意味すること（病気になったことによって、どのようなことを体験したのか）」についての内容分析の結果は、以下の通りであった（表3-4、表3-5参照）。なお、がん患者は、介入前には負担感や苦悩といった否定的な感情があると言われており、ここではそれらを苦悩としてまとめた。

介入前では、「病気への対応」、「振り返り」、「スピリチュアリティ」、「個人の成長」、「苦悩」という要因が抽出された。一方、介入後には、「適応的な対処法」、「個人の成長」、「肯定的な意味」、「スピリチュアリティ」、「病気の否定的な認知」が抽出された。

表3－4　介入前の「病気の意味」についての質的分析

サブカテゴリ	カテゴリ
• 否定的感情 • 負担感や苦悩	• 苦悩
• 肯定的認知への努力 • 具体的対処への努力	• 対処法の模索
• 人生の振り返り	• 人生観の変化
• 命や時間の大切さへの気づき	• スピリチュアリティ
• 健康への注意 • 周囲への感謝	• 個人の成長

表3－5　介入後の「病気の意味」についての質的分析

サブカテゴリ	カテゴリ
• 病気への否定的認知	• 病気の否定的側面
• 肯定的な対処法 • 適応的な生活の変化	• 適応的な対処法
• 健康への気づき • 周囲への感謝 • 肯定的意味づけ	• 個人の成長
• 命や時間の大切さへの気づき	• スピリチュアリティ
• 肯定的意味の模索	• 肯定的な意味

例えば、介入前は「人生どうしてこんなことになったのだろう」と対処法を模索していたが、介入後は、適応的な対処法をしていた。人生あるいは、スピリチュアリティの項目では、命や時間の大切さに気づいたことや、個人の成長も見られた。

つまり、このマインドフルネスプログラムを経験した後は、病気について否定的な気持ちもあったが、自分なりの対処法を新しく見つけ、個人的な成長やスピリチュアリティに気づくという変化があった。

この研究をまとめると、日本人のがん患者へのマインドフルネスプログラムとして開発したサイクリックメディテーションは、短時間で個人でもできる簡単な内容であり、実際に活用できると考えられる。

また、このマインドフルネスプログラムは、日本人のがん患者にとっても不安や抑うつ感への効果があり、海外の研究とも一致していた。その他では、スピリチュアリティによる成長感に効果のある可能性が示唆された。さらに、スピリチュアリティは、不安や抑うつ感、痛みにも関係しているという結果が、相関関係によってわかった。

スピリチュアリティが、成長感と負の相関関係にあったことは、海外の研究と異なっていた。このことは、日本人は病気になって深く自分を洞察するタイプと、あまり病気のことばかりを考えないタイプがあるようで、そのような個人差が関係したのではないかと思われる。

自由記述の「病気が意味すること」に関する介入前後の変化では、負担感や苦悩の項目で、介入前には苦悩の中で対処法を探していたが、介入後にはある程度適応できる心理状態に変化していったと考えられる。マインドフルネスは、自分なりの対処法を模索するということでは、有用だったと言える。このことは、瞑想などによって自分がいま捉われていること以外にも意識が向き、他の視点からも、色々なことを考える心の余地が生まれるような効果があったと考えられる。

以上のようなプログラムの開発研究を通して、日本人のがん患者が実施できるようなマインドフル

表3-6　マインドフルネスの体験から得たことに関する海外との比較

Mackenzie et al.	本　研　究
• Open to change （変化のはじまり）	• Adapted coping （適応的な対処法）
• Self-control （セルフコントロール）	• Positive meaning （肯定的な意味づけ）
• Shared experience （体験の共有）	• Negative recognition （否定的な認知）
• Personal growth （個人的な成長）	• Personal growth （個人的な成長）
• Spirituality （スピリチュアリティ）	• Spirituality （スピリチュアリティ）

ネスプログラム（サイクリックメディテーション）ができ上ったのである。

海外の研究との比較

これらの結果から、マインドフルネスプログラムは、「自分なりの対処法を探索する」という点で有用であることが示唆された。マインドフルネスの体験から得たことについて、この研究と海外のMackenzieたち[＊15]の研究を比較してみると表3-6のような結果であった。

共通していた要因は「個人的な成長」と「スピリチュアリティ」であった。相違点については、海外のみにみられた要因は「変化の始まり」、「セルフコントロール」、「体験の共有」であり、日本のみにみられた要因は、「適応的な対処法」、「肯定的な意味づけ」、「否定的な認知」であった。

このように成長感やスピリチュアリティは共通してい

たが、西洋の場合には、祈りや神との関係なども出ていた。日本の場合は、むしろ自然に任せるとか、あまり深く考えないというようなことが出ており、同じスピリチュアリティという内容でも若干違うように感じられた。日本人は、それほど病気をコントロールしようとは思っていないようであり、マインドフルネスを体験していても、文化による差で、体験している内容が違うのではないかと考えられた。

これらの相違から、マインドフルネスを体験することによって、欧米人と日本人の比較では共通点もあるが、相違点もあり、文化的な相違のあることが示唆された。今後は、さまざまながん患者に適用し、患者がより使用しやすい、適用可能性の高いプログラムになるように工夫することが必要であろう。

大学生を対象にした調査

(1) 調査の概要

健康な大学生を対象にして、実際にどのようなことが起こっているのか、つまりマインドフルネスプログラム（サイクリックメディテーション）のメカニズムを実験的に調べてみた。

先述の調査では、対象はがん患者であったので測定に遠慮することもあったが、今回は健康な大学生ということで、客観的なデータとして生理学的な指標も含めて効果を調べた。

まず、精神的健康度を使って、リスクのある人たちと、リスクのない人たちに分けた。つまり、何点以上はリスクの高い人、何点未満はリスクの低い人ということで、カットオフポイント（境界値）を設けて、「ストレスのある人」と、「ストレスのない人」に分けた。

それから、覚醒度の指標として、気分がどのように変化したかを調べるための気分チェックリストを使用した。この指標では、緊張覚醒は「緊張しているか」、「不快であるか」を示し、エネルギー覚醒は、「活動的か」、「快適か」ということを示している。この指標を使用した理由は、ＰＯＭＳは二週間ほどの期間を置いた後に測定できるが、今回は六〇分間で一回のサイクリックメディテーションの体験前後で調べる。つまり、短時間にどのような変化が起こるのかを調べるために、気分チェックリストを用いた。

次に、生理学的な指標として、皮膚電気反応[*16]と唾液アミラーゼ[*17]を測定した。皮膚電気反応はリラックスの効果を測定し、唾液アミラーゼはストレス度を測定するための指標である。これらの指標を用いて、実際にどのような変化が起きたかを調べた。

そして、以下のような仮説を立てた。介入後には緊張感は減り、緊張覚醒は低下して、エネルギー覚醒は活動的になるため上昇するだろうと考えた。また、皮膚電気反応は高くなればなるほどリラックスしていることを示しているので、リスクのある人たちは上昇し、おそらく、リスクがあればあるほどリラックスするだろうと予測した。さらに、唾液アミラーゼでは、よりリスクのあるストレスの高い人たちに効果があると考え、ストレスが軽減されるだろうと予測した。

（2）参加者・属性・測定方法など

参加者は男女の大学生二〇名（男性四名、女性一六名：平均年齢二三歳）を対象にした。先述の研究のがん患者の平均年齢六〇歳と比較すると、非常に若い健康な人たちであった。

精神的健康度をGHQ28[＊18]という尺度で調べ、カットオフポイントの上を「リスクのある人たち」、下を「リスクのない人たち」として分類した。

主観的な指標としては気分チェックリスト[＊19]で緊張覚醒とエネルギー覚醒を調べ、客観的指標としては皮膚電気反応と唾液アミラーゼで測定した。なお、皮膚電気反応の高い方がリラックスしていることを示し、唾液アミラーゼの低い方がストレス度が低いということを示している。

実際の手順は、以下の通りである。まず、最初にGHQ28の記入により、「リスクのある人たち」、「リスクのない人たち」に分類した。そして、一時間程度のサイクリックメディテーションの実施前後に、気分チェックリスト・GHQ28・唾液アミラーゼを測定した。

（3）結果と考察

緊張覚醒では、「リスクのある人たち」、「リスクのない人たち」の両方とも、平均値は有意に下がった（p＜0.05、図3‐4）。エネルギー覚醒では、「リスクのある人たち」は変化がなく、「リスクのない人たち」は有意に下がった（p＜0.05）。

皮膚電気反応では、「リスクのある人たち」は中程度の効果で上昇したが、「リスクのない人たち」

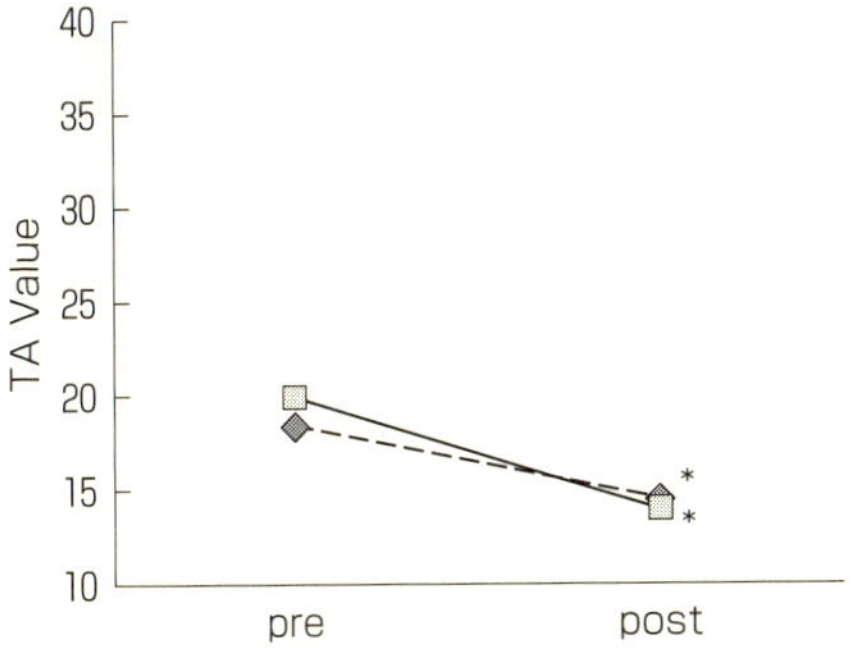

図3-4　緊張覚醒（TA）の低下

（リスクのある人たち10名=□，リスクのない人たち10名=◆，pre=介入前，post=介入後，*$p<0.05$）

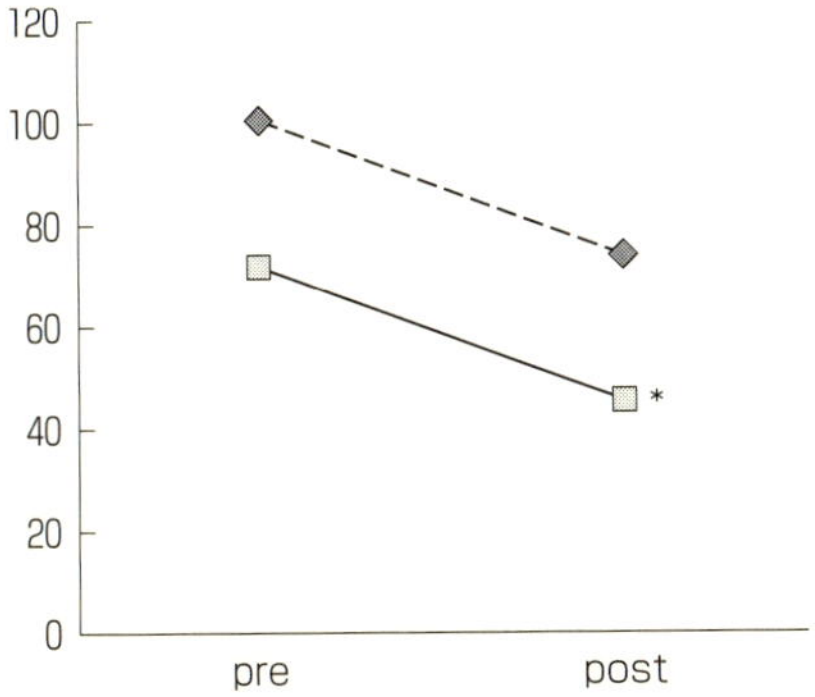

図3-5　唾液アミラーゼ（ストレス度）の低下

（リスクのある人たち10名=□，リスクのない人たち10名=◆，pre=介入前，post=介入後，*$p<0.05$）

は変化しなかった。

唾液アミラーゼでは、最初の時点から違いが見られ、「リスクのある人たち」は有意に低下したが（$p<0.05$）、「リスクのない人たち」は中程度の低下であった（図3-5）。

これらの結果をまとめると、「リスクのある人たち」の緊張覚醒と唾液アミラーゼは低下し、皮膚電気反応は中程度の効果で上昇した。つまり、ストレスが軽減され、リラックス効果があったということである。

そして、サイクリックメディテーションは、健康な人よりもストレスのある人、リスクのある人のストレス軽減に、より効果があると考えられる。

また、エネルギー覚醒では、リスクのある人たちでは変化がなく、リスクのない健康な人が有意に低下したので、サイクリックメディテーションは、リスクのある人の活気を維持する可能性があると考えられる。

結　論

以上の二つの調査をまとめると、マインドフルネスプログラムとして開発したサイクリックメディテーションは、日本人のがん患者にも適用でき、不安や抑うつ感、成長感への効果が見られた。これは、瞑想などによって心理的に落ち着き、内省することで新たな気づきがもたらされたのではないかと考えられる。

スピリチュアリティについては、患者が介入前から高いスピリチュアリティを持っており、天井効果のために有意差が現れなかったと考えられる。また、患者はサイクリックメディテーションによって、肯定的な意味を見つけ、適応的な対処法を探すように変化したと思われる。さらに、緊張覚醒の低下は不安の低下を生理学的に示すものであるので、リスクのある人にとってストレス軽減効果があることが示唆された。

これらのことから、サイクリックメディテーションは、精神的なリスクのある人へのストレス軽減や、リラクセーションに効果があると考えられる。

研究の限界は、対象者が一つの施設の患者や大学生であり、かつ人数が少なかったことである。一般化するためには、多くの施設の患者や学生に参加してもらい、対象者を増やすことが必要である。皮膚電気反応や唾液アミラーゼなどの生理学的変化についても、確証のためのさらなる調査が必要だと考える。

本稿は以下の論文を日本語として新たに書きおこしたものである。
Ando, M., Morita, T., Akechi, T. et al. The efficacy of mindfulness-based meditation therapy on anxiety, depression and spirituality in Japanese cancer patients. *Journal of Palliative Medicine*, 12: 1091–1094, 2009.

Ando, M., Morita, T., Ifuku, Y. A qualitative study of mindfulness-based meditation therapy in Japanese cancer patients, *Supportive Care in Cancer,* 19; 929–933, 2011.

The relationships between stress reduction induced by bedside Mindfulness program and mental health status, Ando, M., Kira, H., Ito, S. In *Cancer Survivorship* Mohan, Ravinder, Ed. Chapter 11, 166–176, 2012.

注

［＊1］ Kabat-Zinn, J. *Full Catastrophe Living: Using the Wisdom of Your Body and Mind to Face Stress, Pain and Illness.* New York: Delacourt, 1990.

［＊2］ 気分プロフィール検査（Profile of Mood States: POMS）。気分を評価する尺度で、六五項目または三〇項目からなる自記式調査票である。

［＊3］ Speca, M., Carlson, L. E., Goodey, E. et al. A randomized, wait-list controlled clinical trial: The effect of a mindfulness meditation-based stress reduction program on mood and symptoms of stress in cancer outpatients. *Psychosomatic Medicine,* 62, 613–622, 2000.

［＊4］ 生命の質・生活の質（quality of life: QOL）。

［＊5］ 緩和ケアを受けるがん患者用の短縮版ＱＯＬ測定尺度（The European Organization for Research and Treatment of Cancer QLQ-30: EORTC QLQ-C30）。三〇項目からなる自記式調査票である。

［＊6］ Carlson, L. E., Speca, M., Patel, K. D. et al. Mindfulness-based stress reduction in relation to quality of life, mood, symptoms of stress and levels of cortisol, dehydroepiandrosterone sulfate（DHEAS）and melatonin in breast and prostate cancer outpatients. *Psychoneuroendocrinology,* 29,

448-474, 2004.

［＊7］ 健康関連のＱＯＬ測定尺度（MOS 36 Item Short-Form Health Survey: SF-36）。三六項目からなり、世界で最も広く使われている健康状態に関する自記式調査票である。

［＊8］ Monti, D. A., Peterson, C., Kunkel, S. A randomized, controlled trial of mindfulness-based art therapy（MBAT）for women with cancer. *Psycho-Oncology,* 15, 363-373, 2006.

［＊9］ Garland, S. N., Carson, L. E., Cook, S. et al. A non-randomized comparison of mindfulness-based stress reduction and healing arts programs for facilitating post-traumatic growth and spirituality in cancer outpatients. *Support Care Cancer,* 15, 949-961, 2007.

［＊10］ 病院不安および抑うつ尺度（Hospital Anxiety Depression Scale: HADS）。身体的症状のある患者の精神症状（抑うつと不安）を測定する尺度で、一四項目（抑うつ七項目、不安七項目）からなる自記式調査票。

［＊11］ スピリチュアリティを測定する尺度（Functional Assessment of Chronic Illness Therapy-Spiritual: FACIT-Sp）。がんなどの慢性疾患患者の生きる意味感や心が穏やかになっているかといったスピリチュアリティを簡便に調査するための一二項目からなる自記式調査票。

［＊12］ 患者が病気から肯定的な意味を見出すといった成長感の尺度（Benefit Finding Scale: BFS）。日本ではそれを測定する尺度が存在してなかったので、筆者らが日本語版 Benefit Finding Scale を開発した。

［＊13］ 終末期がん患者を介護した遺族による介護経験の評価尺度（Caregiving Consequence Inventory: CCI）。介護肯定感を測定する「統制感」「他者への感謝」「人生の意味と目的」「優先順位の再構成」の四項目と、介護負担感（介護した結果、家族が情緒的、身体的健康、社会生活および経済状態に関して被った被害の程度）を評価する「負担感」の計五項目からなる尺度。

［＊14］ 痛みの評価尺度（Numeric Rating Scale: NRS）。痛みを一一段階に分け、痛みの程度を数字で選択する尺度。

［＊15］ Mackenzie, M. J., Carlson, L., Munoz, M., Speca, M. A qualitative study of self-perceived effects of Mindfulness-based Stress Reduction（MBSR）in a psychosocial oncology setting. *Stress and Health*, 23, 59–69, 2007.

［＊16］ 皮膚電気反応（Galvanic Skin Responce: GSR）とは、皮膚を流れる電流の抵抗が皮膚の湿気で変化することをいう。

［＊17］ 唾液に含まれる消化酵素で、デンプンを糖に分解する働きがある。ストレス指標としても用いられる。

［＊18］ 身体的症状、不安と不眠、社会的活動障害、うつ傾向を調べる尺度（The General Health Questionnaire 28: GHQ28）。二八項目からなる自記式調査票。

［＊19］ 気分チェックリストJUMACLは、気分の覚醒状態を構成する緊張覚醒とエネルギー覚醒を測定する尺度。二〇項目からなる質問紙法で、ケンブリッジ大学で開発された気分チェックリストUMACLの日本語版である。

第Ⅱ部

それぞれの現場から

第4章 学校教育と瞑想

得丸定子
Sadako Tokumaru

はじめに

子どもは、もちろん瞑想できる。学校でもできる。ただし、我が国の場合、瞑想がよいからと言っても、すんなりと学校で受け入れられにくい。本章では、実践できる瞑想について紹介したい。

現代社会では、大人であれ子どもであれ、多くの人たちはさまざまな生活場面で、適度の域を越えた過剰なストレスにさらされている。学校現場も同様である。教師のみならず子どもも、時間に追われ、人間関係にわずらわされ、携帯・スマートフォン・パソコンに昼夜を問わず関わり、心も身体も休まる暇がない(1)〜(5)。

大人である教員は、これまでの人生経験や周囲からのアドバイスなどを参考にして、一応、自分なりにストレスに対処しつつ、「世知辛い」世の中（職場）で頑張っている。それでも、雑務や人間関係などの過剰なストレスに対処しきれず、うつ症状が増加したり、労働意欲が減少したりするなど、疲労している教員の実態が報道されている[*1]。

一方、児童は、人生経験はまだ浅く、心も身体も成長途上である。大人のように自分の生活体験からストレス低減・対処法を見出すことはまだ難しく、自分のストレス反応をうまく大人にも伝えられず、我慢しているという実態が報告されている(6)。

子どもが過剰なストレスをかかえたまま、学校生活を送っていることを先生側もわかっていると思うが、自分のストレス解消さえもままならない現実のうえ、養護教諭を除く多くの教員は、子どもにどのようにストレス低減法を教えてよいのか自信がない。子どもへのストレス低減教育を散発的に実施している学校もあるが、カリキュラムを整えて日常的にその対処教育を行っている学校は、日本ではまだ見受けられない。

他方、教育の理念へ視点を移すと、現行新学習指導要領は、引き続き前の学習指導要領の「生きる力」を基本理念として、基礎的・基本的な知識・技能の習得、思考力・判断力・表現力の育成、学力の確立などを掲げている。この抽象的な基本理念を現状の教育へ当てはめるとなると、学力形成において重要なことは、「子どもの意欲をどのように高めるか」という「意欲」の問題ではなく、「子どもたちの習慣づけをどのように図るか」という「行動レベル」の問題であると、志水(7)や江藤(8)は述べている。つまり、「生きる力」の育成が求められている現代の子ども達には、行動するためのライフスキルが必要なのである。

WHOは、誰でも習得可能で、どの場面にも共通して有用であるライフスキルとして次に示す一〇項目を掲げている[9]。つまり、「意思決定」「問題解決」「創造的思考」「批判的思考」「効果的コミュニケーション」「対人関係スキル」「自己意識」「共感性」「情動への対処」「ストレスへの対処」である。WHOが提示しているライフスキルのうち、「ストレスへの対処」以外の文献は紹介するには枚挙に暇がないほど多くの研究がなされ、学校でも課題としてすでに取り組まれているスキルである。「ストレスへの対処」は文部科学省が求める「生きる力」育成のための具体的な教育の一つであるが、その具体的方法の提示や学校現場での実践、さらにその評価については、取り組まれつつあるものの、今後の重要課題である。

それでは、そのストレス対処法についてであるが、学校教育というくくりをつけなければ、「ストレス解消法」として巷に多くの情報があふれている。一般的には、散歩・飲酒・おしゃべり・カラオケ・映画・買い物・ペットとのふれあいなどの気分転換やリラックス、スポーツなどの有酸素運動、ヨーガや各種の瞑想などがあげられる。

その中でも、瞑想はストレス低減法として一時的な気分転換にとどまらず、気分を整え、学習・行動意欲を高め、疼痛緩和や血圧低下などの代替医療として用いられ、生き方さえも変える行動療法・認知療法としての研究報告もあり[10]〜[13]、有用なライフスキルとして近年その効用が証明されつつある。また、fMRIによる脳神経科学研究も盛んになっており、瞑想のメカニズム解明研究も進んでいる。

このような研究とは別に、日本では、第二次世界大戦の国家神道や近年起きたオウム真理教事件など、国や組織の過ちの後遺症として、多くの人々は宗教に過敏でアレルギーを抱いている。特に、公立学校教員は宗教という言葉そのものに拒否感・慎重感をもち、現時点での学校教育では、宗教知識教育さえも十分に行われていない現状である(14)。瞑想は、その拒否感・慎重感の延長線上にあり、宗教と同一感覚でとらえられ、公教育では敬遠される傾向にある。

瞑想は、古代から世界中で実践されてきており、現代でも、生きる力育成教育、ストレス低減教育、健康教育として効果的であるという研究結果が提示されつつあるが、日本の公立学校教育では瞑想という言葉を用いた実践は難しい。

そこで、宗教から切り離された「マインドフルネスストレス低減法（Mindfulness Based Stress Reduction: MBSR）」を提示したい。これは日本の学校でも実践できると思われる。欧米では児童・生徒用のカリキュラムもできており、学校教育に導入されている。その詳細な説明は次節で行う。

我が国の過敏な背景と経緯を考慮して、筆者らは独自に改変・簡略化したマインドフルネス授業を、小・中学校で「生きる力」の資質向上をめざした実践として、また「ストレス低減」授業としてその実践と評価を行った。学校教育向けマインドフルネス授業とは、まず、授業の導入部分に、瞑想として呼吸法やボディスキャン（後述）を三～五分行う。そして、授業展開部分では「他のマインドフルネス瞑想」、「配慮・思いやり感育成」など行う。いくつかのマインドフルネス授業カリキュラムがあり、子ども向け書籍も出版され(15)～(17)、e-ラーニングでも学べる[＊2]。

筆者らの研究実践を紹介する前に、マインドフルネスストレス低減法とは何か、そして児童・生徒用に作られたマインドフルネスカリキュラムについて紹介をしたい。

マインドフルネスとは

ストレス低減法には、筋肉をほぐすリラクセーションや民間療法も含めると数多くあるが、本研究では、その中でも、「マインドフルネスストレス低減法」（正式なプログラムではないマインドフルネス瞑想は、「マインドフルネス」と略して用いる）に焦点を当てた。その理由は、ＭＢＳＲは宗教から切り離されたプログラムとして洗練されており、文化を超えて世界的にも知れ渡った方法で、その効果は学術的に証明されているからである。以下に、ＭＢＳＲの概要を紹介する。

ＭＢＳＲとは、米国の分子生物学博士ジョン・カバットジン（Jon Kabat-Zinn）が、仏教から体得したものを基盤としながら、宗教性のない具体的な方法として、一九七九年に開発したストレス低減プログラムである。身体部位に注意を向けるボディスキャン、静座瞑想法、ヨーガ瞑想法などを組み合わせた八週間のプログラムである。彼は、一九七九年に米国マサチューセッツ大学医学部に「The Stress Reduction Clinic: ストレス低減クリニック」を創設し、現在では、ＭＢＳＲは医学的疾患（痛み、乾癬、ぜんそく、慢性疲労）や心理的問題（不安、抑うつ、肥満）・教育的問題（非行、犯罪、子どもの教育）に適用され効果を上げている(18)〜(23)。

ＭＢＳＲの普及度合としては、一九七九年のストレス低減クリニック設立以来、これまでに一万九〇〇〇人がＭＢＳＲの八週間のトレーニングを修了し、教育・治療効果を示している。一九九五年にカバットジンはThe Center for Mindfulness in Medicine, Health Care, and Societyを創立し、各種の養成講座・研修会・研究大会などを開催し、組織として拡充し、現在では世界を率いるマインドフルネスのリーダー的な組織となっている。また、修了者は各国・各地方で指導者としてＭＢＳＲの指導・実践に携わっており、欧米を中心に世界の数百を超える医学部・医療機関でＭＢＳＲ講座が開設されており、それに関連するマインドフルネスセンターは何百と設立されている［＊3］。このような広がりについて、春木豊は以下のように述べている(24)。

「このようなものが心理療法の分野で流布されるようになってきたのには、それなりの背景があることにも注意を向ける必要がある。それは大げさに言うならば、西洋社会におけるキリスト教の衰退が根底にあるように思われる。そしてそれに代わるものとして、東洋思想への関心が高まってきていることである。この余波は心理学界にも及んでいることは明らかである。たとえば長年仏教研究に関する著書を出してきたウォルシュやウォラスとまだ若手心理学者であるシャピロによって、それぞれ連名で二〇〇六年のAmerican Psychologistに二編の仏教や瞑想に関する論文が発表され、それらの論文に対する菅村玄二らの日本からのコメントがすぐに受理されたことである。これはアメリカの心理学界が東洋思想に対して柔軟な姿勢を持ち始めていることの証左ではなかろうか」

ＭＢＳＲの源は仏教にある。しかし、残念なことに、日本では「瞑想」は宗教界で伝統的に行われているが、宗教から独立した「マインドフルネス」という言葉は、一般市民には、全くと言ってよいほど知られておらず、医療・心理療法分野においても認知が不足している。もちろん、他国で設置されているＭＢＳＲ公認のマインドフルネスセンターも、まだ設立されていない。

けれども近年、ＭＢＳＲプログラムを正式に紹介・研修する組織が活動し始めた。「ＺＥＮカウンセリング協会」を前身とする「ＮＰＯ法人 人間性探究研究所」が、二〇〇六年に北山喜与を理事長として創設され、ＭＢＳＲの八週間のプログラム研修会（マインドフルネス指導法専門家養成講座）を開催している。これは、ジョン・カバットジンからの展開許可を得て行われている日本で唯一の研修会である。また、大田健太郎は二〇〇九年「ＮＰＯ法人 マインドフルネス総合研究所」を設立し、誠実で精力的な対応と講演活動を行い、抑うつ、不安障害の改善効果を上げている。大田の活動は抑うつや自殺念慮などに対応する心理療法であり、学校教育へのマインドフルネスの導入はまだ試みられていない。春木豊が理事長を務める「日本マインドフルライフ協会」は、二〇一〇年に設立され、定例会やワークショップを開催し、マインドフルネスの普及・実践を推進している。日本でのＭＢＳＲが広まる契機となったのは、二〇一二年秋にＭＢＳＲの創始者であるジョン・カバットジンを招聘し、マインドフルネス・フォーラムが開催されたことによる。このフォーラムではシンポジウムとワークショップ（初心者向け一日コース、集中三日コース）が開催され、日本中からマインドフルネスに関心を持つ多くの人々が参加した。しかしながら、マインドフルネスの学校教育への広がりについては、上記に紹介した組織においても、まだ影響は及んでいない。

Mindful Schools（米国）の行うマインドフルネス授業

我が国の学校教育は、平成二〇年三月の学習指導要領改訂にともない、現在、体育の授業で柔道や剣道など、武道を取り入れるようになった。剣道における瞑目も一種の短時間瞑想と考えられるが、整えられたカリキュラムとそれをもとに実践する瞑想授業はまだ行われていない。とはいうものの、個人的に学校で瞑想授業を行ったり、出前授業として外部講師が学校に出向いて行う瞑想実践は、いくつか取り組まれている。

一方、欧米では、マインドフルネス瞑想は学校教育（公立・私立）にも取り入れられ効果を上げている。マインドフルネス瞑想を学校で実践したり、教育関係者への指導・養成する活動としては、特に、米国カリフォルニア州オークランド市に拠点を持つＮＰＯ法人"Mindful Schools"の活動が注目に値する。以下に同組織の活動を紹介したい。

Mindful Schoolsは、二〇〇七年にメーガン・コーワンたちによって創立され、二〇一〇年にＮＰ

O法人となった。活動内容は、マインドフルネスを通して教育を変容させること、クラスの構築、専門的訓練、その他のマインドフルネス教育を援助する資源を提供することである。このプログラムは、クラスの中に静かな環境を作り出すとともに、子どもたちの集中力・気づき・共感性に劇的な改善をもたらすと記されている。これまでに、一〇〇〇人以上の子ども、四五〇人の教員、三八学校（六六パーセント低所得者の子ども）に指導を提供してきた。ワークショップでは一二〇〇人以上の親や保護者・教員・心理学関係者が参加している（二〇一一年）。

この組織は、現在一二人のマインドフルネス教師を有し、申し込みのあった学校に訪問してマインドフルネス授業を提供している。教師はセラピストやカウンセラーなどで構成されており、同NPO組織が一時間単位での報酬を彼らに支払っている。この組織は寄付金や助成金で運営されており、学校へマインドフルネス授業を行う人材を派遣し、教員や市民、医療関係者への講習会を定期的に開催しており、これらの活動はニューヨークタイムズにも取り上げられている［＊4］。

学校でのマインドフルネス授業には有料と無料のコースがある。無料コースはこの授業の紹介を兼ねた四五分の説明のみである。有料コースは、マインドフルネス教師が、申し込みを行った教室に週三回、一回一五分の授業として出向く。各回テーマが設定されており、全体は四週間プログラムの構成で、低学年から高学年まで学年に応じた難易度での展開をしている。最初の五分は呼吸瞑想、その後、テーマによって歩く瞑想、食べる瞑想、聞く瞑想、または道徳的な授業も行われている。この有料プログラムには、親や保護者、教員への三〇分ほどの説明が含まれており、一クラスあたり六〇〇ドル（生徒一人当たり三〇ドル）の経費で実施されているが、NPOが設定した財政援助制度があり、採択されれば安い費用で授業が受けられる。マインドフルネス教師には、カウンセラーや臨床心理士などがマインドフルネス講師としての研修を受けた後、授業を実施している。筆者が見学した時も、彼らは、ぎっしり詰まったスケジュール表を片手に、依頼された教室を一五分おきに駆け回っていた。教室で四週間のプログラムを修了した後、マインドフルネス教師がいなくてもクラスの教師や子どもたちが自立して実践できるように、NPOから「リン（鈴）」がプレゼントされる。

筆者は同NPOの配慮により、オークランド市立小学校でのマインドフルネス授業を見学する機会を二度得た。最初の見学訪問は小学校二年生と五年生のマインドフルネス教師の行う授業であった。訪問した時期は一二月上旬で、その年の最後の授業であった。

低学年の子どもたちは床に座り、三分間の静座瞑想を行った。その後、今日は「Generosity（寛大さ）」について考えよう、という内容の授業が行われた。その時の様子を以下に紹介する。

先生：「こんにちは。元気？　前回あった時、どんなマインドフルネスをしたか覚えていますか？

大人から誰かに贈り物をするように言われたこと、また何かをあげたくないときにあげなさいと言われたことがある人は手を挙げてみてください。その時に気持ち良いと感じた人はそのまま手を挙げておいてください。はい、次に、あなたが、ただそうしたいからあげたり分けたりしたことがあれば、手を挙げてください。その時にあなたが気持ちよく感じたらそのまま手を挙げ続けて下さい。私たちが何かあげたいからあげる時、心の中で気持ちよく感じますね。だれか、寛大さとはどんな意味か言える人はいますか?」

子ども:「わからない」。「親切さ」、「共有する」という言葉に似ている。

先生:「私たちが寛大である時、どんなことが起こるかわかる? 心はとても幸せになるね。寛大さや与えることはお金や高価なものである必要はないのです。とても小さなことで寛大になれます。今日は、寛大さについてイメージしていきます。それでは、マインドフルボディ*をして。目を閉じて。」

全員:(三分間、静座瞑想をする)

先生:「あなたが教室のドアの前にいると思ってみてください。そこに、先生がいる。でも、手にいっぱい本をもっていて、ドアを開けられない。あなたは先生のためにドアを開け

---

*マインドフルボディとは平穏で静けさのある身体のことを言う。イスの場合は背すじを伸ばし、両足を地面につけ肩の力を抜いて、おへそのあたりに身体の重心を感じるようにすわること。

てあげると、先生は微笑んでありがとうと言う。あなたの手助けなしでは、先生はドアを開けられなかったから。その時、あなたはどう感じる？

それじゃ、あなたは机に座っていて、隣にいるお友達が筆箱を落としたと思ってみて。あなたは、手を伸ばしてそれを拾ってあげる。その時、どのような気持ちなのか気づいて。

想像してみてください。おやつの時間に、あなたは二つのクッキーを持っている。あなたは仲の良いお友達がお菓子を持っていないことを知っているので、その人にクッキーを一つあげる。どのように感じるか気づいてください。

あなたが列に並んでいることを想像してみてください。クラスの友達がとても急いで早くしたがっていることに気がついている。あなたは、その人を自分の前に入れてあげることをクラスの人に提案する。その時、どんな気持ちか気づいてください。

あなたが、誰かにありがとうと言っていることを想像してみてください。あなたは、どのように感じるか気づいてください。

今日は、寛大さについての授業だから、私は寛大さを実践したいのです。今日、あなたたちにこのクラスのために、鈴を持ってきました。これです。この鈴は、私がいない日に、あなた方とクラスの先生がこれを使ってマインドフルネスの授業ができるように持ってきました。

今日の寛大さについての授業から何か得ることはありましたか？　今日、そして、あした、あなたは何回寛大でいられると思いますか？　ほかの人がどのくらい寛大なのか、あなたはその行いを見ることができると思いますか？　明後日はどうでしょうか？　あなたが行った、またあなたが見た寛大な行いについても書き出してください。クラスで集めて、次に私が来た時に見せてくださいね。

それでは、今日の日記の課題です。次のことについて日記を書いてきて下さい。

一．あなたのために誰かがしてくれた寛大さは何ですか？

二．笑顔のように、お金のかからないものをプレゼントしたことについて書いて下さい。

先生が鈴を鳴らし、全員で三回マインドフルネス呼吸*をして、授業終了。

---

*マインドフルネス呼吸とは、マインドフルボディによって呼吸することで、吐く息は細く長くゆっくりと、すべてを吐き切り、吸う息は、おへそのところまで吸いこみ（腹式呼吸）、二〜三秒止めて、ゆっくり吐く呼吸法のことを言う。

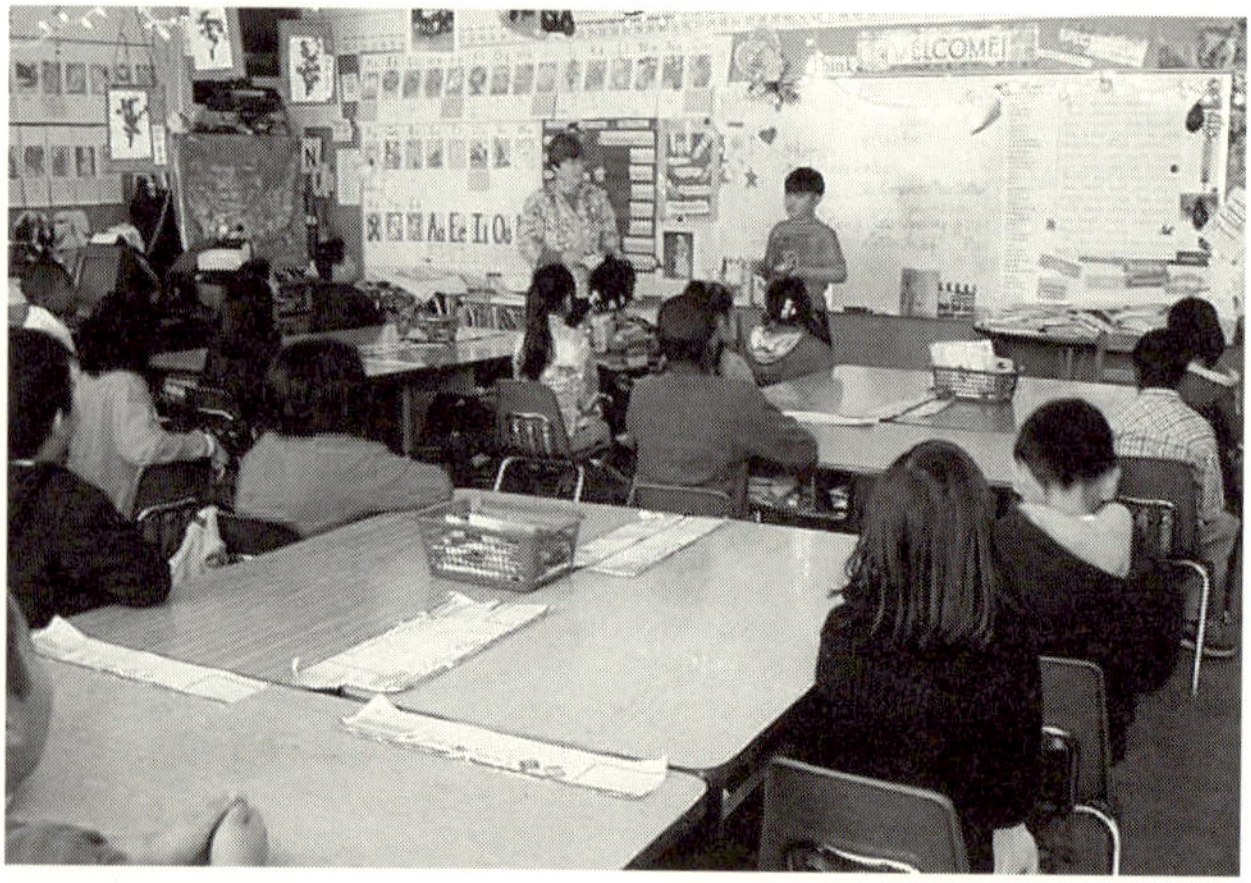

クラス担当教師によるマインドフルネス授業の一場面
（フランクリン小学校５年生）

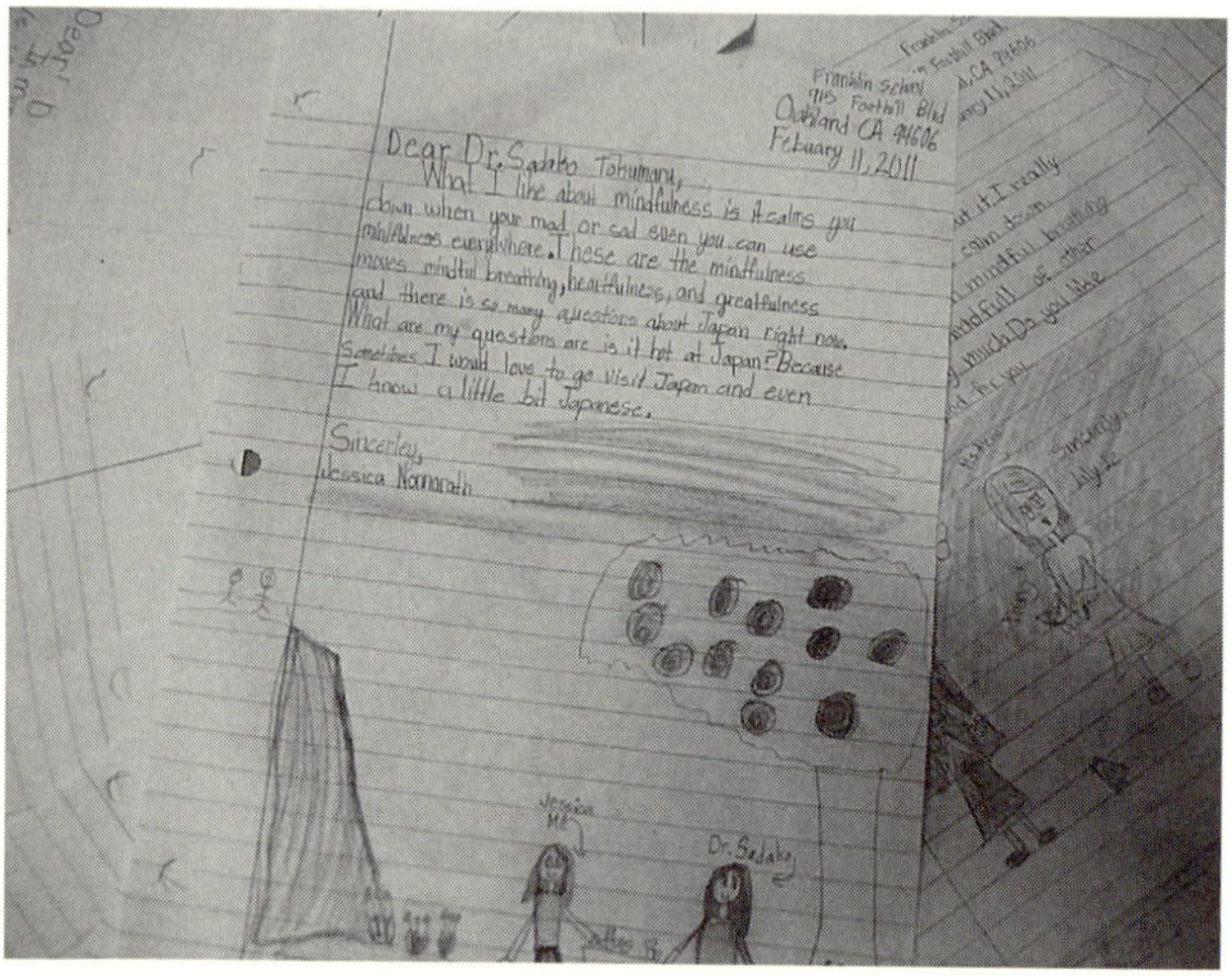

フランクリン小学校の子どもからの手紙

これらの授業を見学した一年後、筆者は、同NPOの主催する集中ワークショップにも参加した。三日間のワークショップ終了後に、厚顔にも前回訪問した小学校を見学したいと申し出ると、学校カウンセラーや校長に快く連絡を取り、授業見学の設定をしてくれた。今回は、マインドフルネスの教師が行う授業ではなく、クラス担任が行う授業であった。その授業後、学校カウンセラーの手助けを受けながら、子ども達にマインドフルネス授業の感想を聞くことができた。また、クラス担任は「マインドフルネスの授業をするようになって、子どもたちが成熟したように思う」と語っていた。子どもたちの感想の一部を以下に紹介する。


「怒りたくなった時、マインドフルネス呼吸をすると、心配事や悲しさが吹き飛ぶ」

「僕は悲しくなった時に、マインドフルネスをする。そうすると泣かなくてすむから」

「割り算をする時、マインドフルネスは落ち着かせてくれる」

「家で、ベッドに座って呼吸法をする。両親は僕がそうすることを望んでいる」

「友達から何かされて悲しくなった時、マインドフルネスは悲しくならないように助けてくれる」

「マインドフルネスは、頭の中の悪い考えをきれいにしてくれる」

「悪い夢を見ないように助けてくれる」

「ママは眠るために薬（睡眠薬）をたくさん飲むから、教えてあげた。ママの役に立ったと思う」

このNPO組織は学校訪問によるマインドフルネス授業の提供だけではなく、教育者・心理学関係者・学校管理者・保護者などを対象とした大人向けのワークショップやセミナーなどの教育プログラムを開催し、市民に提供している。大人向けでは、コース段階別や特別注文のワークショップが用意されている。コース段階別のワークショップは二段階構成となっている。第一段階は基礎コースで、マインドフルネスについての基礎知識の講義とマインドフルネス瞑想実践を行う。第二段階はカリキュラム研修コースで、マインドフルネスを小学校・中学校・高等学校で行うためのカリキュラムの紹介や、演習・ディスカッションを行う。

ワークショップは通常の八週間コースと週末に設定された集中講義形式の二種類が用意されている。ワークショップ参加費は、分割払いや減額などの財政援助制度があり、給与の低い教員などが研修を受けやすいよう工夫されている。

筆者は、平成二三年二月と二五年三月の二度に渡って、オークランド市で開催された第二段階目のカリキュラムの集中講義ワークショップに参加し、小学校、中学校、高等学校で実践するための教師用手引書とカリキュラムを入手した。その幼稚園から高等学校までのマインドフルネス授業カリキュラムの一部を、目次のみであるが以下に紹介する。この授業は、一コマ一五分、全一六コマ（四週間）のカリキュラムである。

【マインドフルネスカリキュラム　幼稚園～小学校】

目　次

一時間目：紹介‐マインドフルボディと傾聴
二時間目：呼吸への気づき‐あなたの基盤を見つける
三時間目：気持ち‐優しい気持ちを伝える
四時間目：からだへの気づき
五時間目：呼吸への気づき‐あなたの基盤にとどまる
六時間目：気持ち‐寛大さ
七時間目：考え
八時間目：見ることへの集中
九時間目：気持ち‐遊び場での優しさと思いやり
一〇時間目：感情‐ゆとりを創る、自分に示す、自分に語る
一一時間目：ゆっくりした動き
一二時間目：感謝‐良いことを探す
一三時間目：歩くこと
一四時間目：食べることへの集中（マインドフルイーティング）
一五時間目：試験への集中

一六時間目：最後のまとめ

予備：
　毎日の活動の集中
　傾聴：音への試み
　呼吸：呼吸を続ける
　優しさと思いやり：秘密の仲間、速い動き
　思い：嵐（三～五年生）
　思い：子犬の気持ち（幼稚園）
　思い：蝶の気持ち
　感情：体験へのアンカーワード（気持ちの落ち着く言葉）を使う
　感情：シナリオ
　感情：風船、周囲に刺激を与える、関連性、退屈さに集中すること

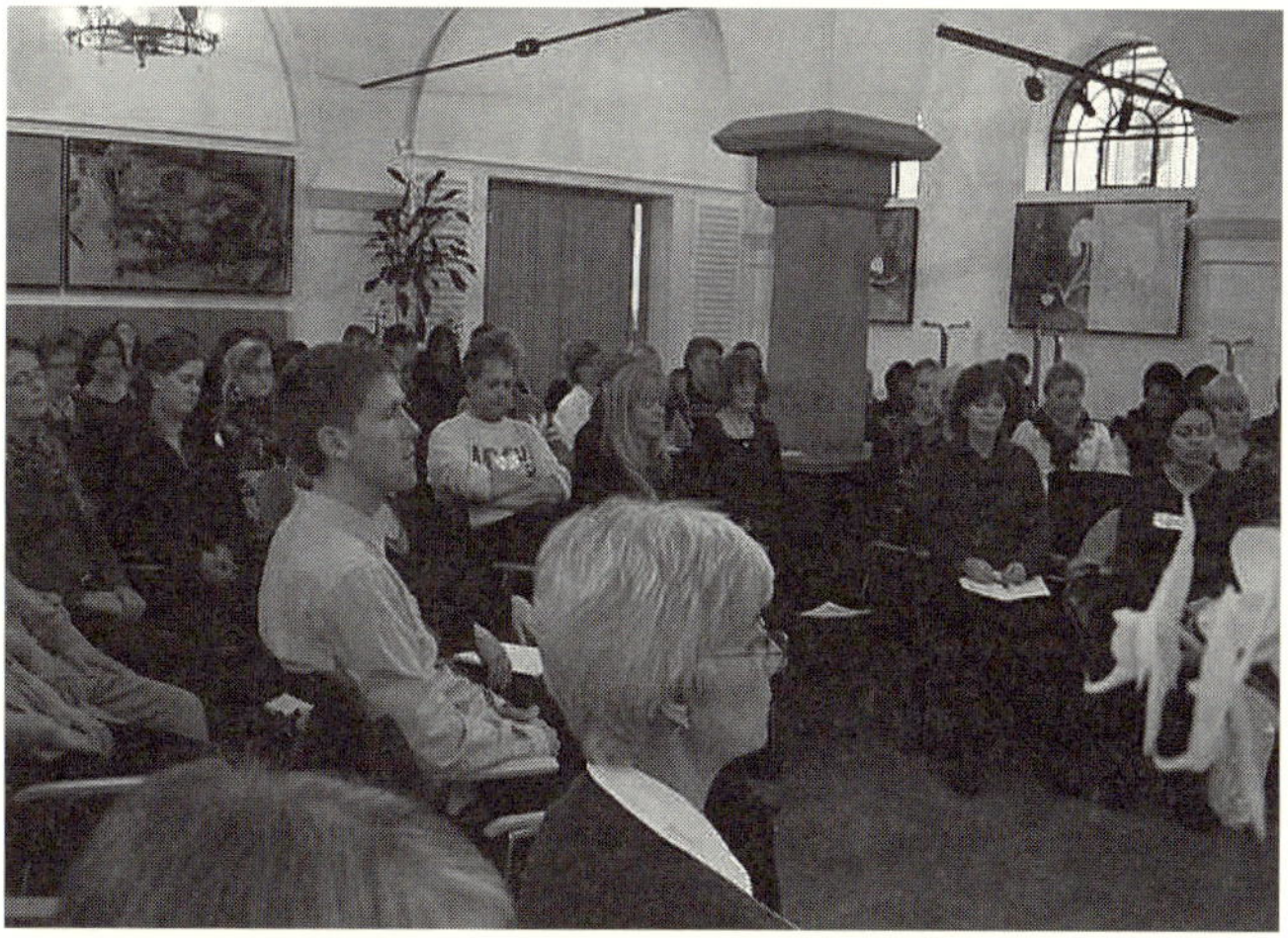

オスロー大学でのマインドフルネス・市民セミナー

【マインドフルネスカリキュラム　中学校〜高等学校】

目次

一時間目：感情／鞄をたたく、音への集中

二時間目：応答と反応　呼吸一―アンカー（重心）

三時間目：森の木々、思いやり

四時間目：思い

五時間目：おとぎ話　人食い鬼、呼吸二―数え

六時間目：気持ちの良いこと／不快なこと

七時間目：マインドフルイーティング（食べることへの集中）

八時間目：過去／現在／未来

九時間目：呼吸三―それ以上

一〇時間目：宿の詩、ボディスキャン

一一時間目：判断、身体への気づき

一二時間目：マインドフル・ウォーキング（ゆっくりと、身体全ての動きに注意を向けながら歩くこと）
一三時間目：自分自身への援助、自分への思いやり
一四時間目：あるがままに、感情への気づき
一五時間目：会話での気づき

さらに、世界中で、どこでも、誰でも、学び取組めるようにと、インターネットによるオンラインコース「eMindful」が開設されている。このコースには、MBSRやマインドフルネス認知療法などが組み込まれ、医療関係者・臨床心理士・教員・親・一般などを対象にしたさまざまな分野で開設されている。[＊5]

我が国では、MBSRの名称はまだ十分に知れ渡っておらず、学校教育にも取込まれていないが、医療・心理学方面では紹介されつつある。

マインドフルネスと学術論文数

マインドフルネスは、ストレスの多い現代社会に適応した医療・心理療法として、近年、世界中の多くの研究者から論証が試みられている。表4-1は世界の主要な電子ジャーナルに掲載されたマインドフルネスに関する論文数の検索結果である。[＊6]「Mindfulness（マインドフルネス）」のみのキーワー

表4－1　論文数検索結果（2013.9.1現在）

（単位：件）

電子ジャーナル(西暦) ＼ 検索語彙	全文検索（and 検索）	
	Mindfulness	Mindfulness＋Stress
Ebsco HOST（～2013）	7,146	1,710
Science Direct（1823～2013）	5,265	3,583
Springer Link（1823～2013）	3,794	2,361
Oxford Univ. Press（1849～2013）	354	183
Cambridge Journal（1800～2013）	136,700	43,377
CiNii 日本語（～2013）	100	14

（注） Journals と Books を含む.

ドで検索すると、ケンブリッジ・ジャーナルでは創刊からの累計で一〇万件を超えている（表4-1）。「Mindfulness（マインドフルネス）」と「Stress（ストレス）」の関係について述べている論文数でも、同ジャーナルでは創刊からの累計で四万三〇〇〇件を超えている。さらに、この三年間で各ジャーナルとも、この二種のキーワードでヒットする論文数は約二倍になっている。日本語の論文でも同様である。このように、マインドフルネスをキーワードとした学術研究に注目が集まり、研究領域も人文系から自然科学系へと学際的領域が広がってきている。

小学校での瞑想実践とその評価

筆者らは、二〇〇九年に大学生を対象として、簡略化したマインドフルネス瞑想を実践し、その効果について生化学面（ストレス指標として、唾液アミラーゼ[＊7]と唾液中の免疫グロブリンA[＊8]を測定）、と心理面（スピリチュアル感、思いやり感などの心理尺度調査）の二側面から評価した。心身両側面において瞑想を行わないコントロール群と比較すると、瞑想群は有意で良好な結果となった（未発表、投稿中）。
この大学生を対象とした試験的な研究では、マインドフルネス瞑想が心身両面に有意義であることが確かめられた。そのため、二〇一〇年にK小学校の協力を得て小学生への瞑想実践効果を調べた。アンケート調査によると瞑想開始前と瞑想実践一カ月後に、「生活習慣」、「独立協調」、「学習目標志向」、「友人関係」、「学習意欲（学習促進傾向、抑制傾向）」を調べた。

対象者

大下大圓氏（調査当時は、京都大学の研修員であった。岐阜県高山市の千光寺住職）に岐阜県高山市立K小学校を紹介してもらい、校長をはじめクラス担任の好意的な協力が得られて実施できた。対象者は、同小学校三学年二二名（男子一二名、女子一〇名）であった。

実践の期日

実践は、二〇一〇年一一月二五日～一二月一四日の間、週二～三回五分程度、朝の読書の時間を利用してクラス担任の指導で行った。アンケートは瞑想実践前と一カ月後の瞑想終了後に行った。

瞑想方法

実践に先立って、本研究チームはK小学校に出向き、校長ならびに瞑想実施クラス担当教員一名、この実践に興味を持つ教員四名、合計六名を対象に瞑想指導を行った。その指導をもとに、クラス担当教員がその後一カ月間、担当クラスの児童とともに瞑想を実践した。

瞑想は、毎回クラス担任が誘導を行った。まず目を閉じ、足を床につけるようにして姿勢を正し、肩の力を抜く。それから誘導に従って呼吸法を五回ほど行った後にボディスキャンを行い、その後、静かに自分の心を観察する方法で行った。呼吸法とは、最初に口から息をゆっくり細く長くはき切り、その後、鼻から空気を下腹部まで吸い込み、一秒ほど息を止め、再び口からできるだけゆっくり細く長く息をはき出す方法である。ボディスキャンとは、誘導者の言葉に従って、頭頂から足のつま先まで、順次、身体の各部分に注意を向けて、筋肉を弛緩させていく方法である。自分の心を観察するとは、何も考えないようにし、自分の心が何かを思ったらそのことに気づき、否定せずにその考えや思いを優しく手放す。考えや思いがわいてくるようであれば、呼吸のはく息、吸う息に注意を戻す。

授業評価法

瞑想実施前と瞑想実施一カ月後にアンケートを行った（別紙1）。内容は属性と生活習慣を含む六項目、独立協調性尺度四項目、学習志向性四項目、友人関係二項目、学習意欲七項目、自由記述一項目の合計二四項目であった。属性を除くアンケート項目は、友人関係尺度（岡田、一九九五年）[25]、学習目標志向測定（谷島ら、一九九四年）[26]、学芸大式学習意欲検査（下山ら、一九八三年）[27]から抽出した。これらのアンケート項目は、対象校の教員の要望を重視して質問項目を設定した。なお、今回は小学生を

12. わたしは，ちょっとむつかしい本《ほん》を読《よ》むことは，すきです。

1 2 3 4 5

すきです　すきではありません

13. みんなと助《たす》けあいながら，勉強《べんきょう》したいです。

1 2 3 4 5

助けあいながら勉強したい　助けあいながら勉強したくない

14. ほかの人《ひと》より，はやく問題《もんだい》をときたいです。

1 2 3 4 5

はやく問題をときたい　はやく問題をときたくない

15. ともだちの考《かんが》えていることに気《き》をつかいます。

1 2 3 4 5

気をつかいます　気をつかいません

16. わたしは，ほかの人に，じぶんの本当のきもちを話《はな》しません。

1 2 3 4 5

ほんとうのきもちを話しません　ほんとうのきもちを話します

17. 自分《じぶん》の係《かかり》かつどうや，学級《がっきゅう》のしごとはきちんとやります。

1 2 3 4 5

きちんとやります　きちんとやりません

18. 先生《せんせい》から，用事《ようじ》をたのまれると，うれしいです。

1 2 3 4 5

うれしいです　うれしくないです

19. 先生《せんせい》が，すすめてくれた本《ほん》を，読《よ》んでみたいと思《おも》います。

1 2 3 4 5

読んでみたいです　読んでみたくないです

20. しけんをうけるとき，何点《なんてん》ぐらいとれるか，もくひょうを立《た》てて，勉強《べんきょう》します。

1 2 3 4 5

もくひょうをたてて勉強します　もくひょうをたてて勉強しません

21. まちがって，わらわれるのがいやなので，あまり手《て》をあげません。

1 2 3 4 5

あまり手をあげません　手をあげます

22. したくない勉強《べんきょう》は，むりにしなくてよいと，思《おも》います。

1 2 3 4 5

むりにしなくてもよい　むりにでもしたほうがよい

23. 勉強《べんきょう》をしていると，すぐにあきてしまいます。

1 2 3 4 5

すぐにあきてしまいます　すぐにあきません

24. なんでも思《おも》ったことを書《か》いて下さい。

ありがとうございました。

別紙1

アンケート

京都大学（きょうとだいがく）研修員　大下大圓（おおした　だいえん）
上越教育大学（じょうえつきょういくだいがく）得丸定子（とくまる　さだこ）

このアンケートはテストではありません。学校《がっこう》のせいせきとも関係《かんけい》がありません。また，だれが書《か》いたのかわからないようにしていますので，ほんとうの気持《きも》ちで，ふかく考《かんが》えないで，正直《しょうじき》に答《こた》えてください。じぶんの気持《きも》ちにあてはまる数字《すうじ》を書《か》いたり，ことばや，えを，ひとつえらんで○をつけてください。

1．あなたは，どちらのえの人《ひと》ですか？

2．あなたは，ふだん，朝《あさ》，なんじごろ起《お》きますか？
（　　　　　　）ごろ

3．あなたは，ふだん，夜《よる》，なんじごろ寝《ね》ますか？
（　　　　　　）ごろ

4．わたしは，食《た》べものにすき，きらいが多《おお》いです。
1　2　3　4　5
すき，きらいがおおい　／　すき，きらいはおおくない

5．わたしは，朝《あさ》ごはんを，毎日《まいにち》おいしく食《た》べます。
1　2　3　4　5
朝ご飯をおいしくたべます　／　朝ご飯をおいしくたべません

6．わたしは，おうちの人《ひと》に，はんこうします。
1　2　3　4　5
おうちの人に，はんこうします　／　おうちの人に，はんこうしません

7．わたしは，自分《じぶん》のいけんをはっきり言《い》います
1　2　3　4　5
いけんをはっきり言います　／　いけんをはっきり言いません

8．自分《じぶん》の考《かんが》えや，やり方《かた》が，ともだちと違《ちが》っていても，気《き》になりません。
1　2　3　4　5
気になります　／　気になりません

9．みんなと意見《いけん》がわかれるのは，いやです。
1　2　3　4　5
いやです　／　いやではありません

10．周《まわ》りの目《め》がきになります。
1　2　3　4　5
気になります　／　気になりません

11．せいせきに，かんけいのない問題《もんだい》でも，おもしろい問題《もんだい》は，といてみたいです。
1　2　3　4　5
といてみたいです　／　といてみたくないです

表4－2　問9「みんなと意見がわかれるのは，いやです」

t検定：

	平均値	人数	標準偏差	平均値の標準誤差
事前	3.06	18	1.26	0.30
事後	3.67	18	1.19	0.28

t値	自由度	有意確率	（両側）
−1.644	17	0.119	p<0.15

サイン検定*：

検定事項	人数
意見が分かれるのは，嫌になるようになった傾向	4人
意見が分かれても，嫌にならないようになった傾向	8人
変わらない人	6人

有意差なし（8人 対 4人）

（注）＊　条件間にデータ対応があり，2条件の場合にのみ適用される有意差検定

対象とするアンケートであり、質問項目数を数多く設定できなかったために、ストレス尺度、ストレスコーピング尺度は使用できなかった。

結果と考察

アンケート結果について、瞑想の実施前後で有意差のあった内容のみを以下に示す。

（1）「他者重視傾向」結果について

独立協調性尺度の下位四項目の中の「他者重視傾向」（問9：「みんなと意見がわかれるのは、いやです」）についてｔ検定[＊9]を行った結果、やや低いＰ値[＊10]ではあるが（p<0.15）、探索発見型研究として有意な傾向がみられた（表4-2）。対象小学校の児童は、みんなの意見に従う傾向にあり、校長は自主性がとぼしいことを課題としてとらえていた。そのような傾向性のある児童が、瞑想することによって、他人と意見が分かれても嫌ではないという傾向が強まったと

表4－3　問13「みんなと助けあいながら，勉強したいです」

t検定：

	平均値	人数	標準偏差	平均値の標準誤差
事前	1.94	18	0.73	0.17
事後	2.39	18	0.85	0.20

t値	自由度	有意確率	（両側）
−1.458	17	0.163	n.s.（有意差なし）

サイン検定：

検定事項	人数
助けあいながら勉強したくなった傾向	4人
助けあいながら勉強したくなくなった傾向	10人
変わらない人	4人

有意差あり（10人 対 4人）p=0.09 （p<0.1）

いえる。このことは、付和雷同的な傾向が減少し、独立心が高まったと解釈できる。

(2)「協同志向」結果について

学習志向尺度の下位四項目の中の「協同思考」（問13：みんなと助けあいながら、勉強したいです）についてt検定を行った（表4-3）。有意差は見られなかったが、サイン検定[＊11]結果では、瞑想一カ月後の「助けあいながら勉強したくなくなった」児童は、その逆の傾向をみせた児童より有意に多かった。このことは、おもいやり感育成に反するように思えるが、次の質問項目と合わせて考察する。

(3)「ふれあい」結果について

友人関係尺度の下位二項目の中の「ふれあい」（問16：「私は、他の人に、自分の本当の気持ちを話しません」）について対応のあるt検定（p<0.05）、サイン検定（片側）（p<0.05）を行った（表4-4）。結果はともに有意差が確認され、瞑想一カ月後に「本当の気持ちを

表4－4　問16「私は，他の人に，自分の本当の気持ちを話しません」

t 検定：

	平均値	人数	標準偏差	平均値の標準誤差
事前	2.67	18	0.69	0.16
事後	3.22	18	0.81	0.19

t 値	自由度	有意確率	（両側）
−2.397	17	0.028	p<0.05（有意）

サイン検定：

検定事項	人数
本当の気持ちを話すようになった傾向	10人
本当の気持ちを話さないようになった傾向	3人
変わらない人	5人

有意差あり　（p=0.046）p<0.05（片側）

話すようになった」傾向が強まった。このことは、表4-3の協同志向結果と関連しており、瞑想一カ月後に「助け合いながら勉強したくなくなった」傾向が見られた。これは瞑想逆効果というよりも、瞑想することによって他人と意見が違っていることを受け入れ、道徳に反する気持でも、正直に話す傾向が表れたと考えられる。瞑想を継続することによって、今後どのように変化するかが期待される。また、瞑想の継続により、非おもいやり方向へも変化するのではないかとの考察については、これまでの調査結果からは、カルトを除き、禅やマインドフルネス瞑想を深めることによって、人格的なプラス方向の結果が多く示されている。したがって、「非おもいやり感」の増大にはつながらないと思われる。大人を対象にした先行研究で人格的なプラス方向の結果が示されていることから、人格的に未発達な児童であるからこそ瞑想により欺瞞性が薄れ、自分自身の欺瞞性を取り除くことが人格形成の第

表4－5　問23「勉強をしていると，すぐにあきてしまいます」

t検定：

	平均値	人数	標準偏差	平均値の標準誤差
事前	3.17	18	1.04	0.25
事後	3.45	18	1.25	0.30

t値	自由度	有意確率	（両側）
−0.676	17	0.508	n.s.（有意差なし）

サイン検定：

検定事項	人数
勉強をしていると，すぐに飽きてしまうようになった傾向	4人
勉強をしていると，すぐに飽きなくなった傾向	9人
変わらない人	5人

有意差傾向（9人 対 4人）p＝0.133（片側），有意傾向（p<0.15）とみなしてよいであろう．

一歩ではないかと考えられる。

（4）「反持続性」結果について

学習意欲の下位六項目の中の「反持続性」（問23「勉強をしていると、すぐにあきてしまいます」）についてt検定を行った（表4-5）。結果では、有意差は見られなかった。サイン検定では、瞑想を一カ月間持続することにより、集中力が育まれたのではないかと考えられる。これは、その傾向がみられたのであり、今後瞑想を続けることにより、集中力が有意に高まる可能性がある。マインドフルネスはその言葉のとおり「意識集中」であり、この「勉強に飽きなくなった」という傾向は本研究で示すまでもなく、すでに多くの実践者が確信して得られている結果であろう。

（5）まとめ

K小学校でのわずか一カ月間の瞑想実践であったが、これらの結果をK小学校の校長は喜んでくれた。特に「他人の目を気にしなくなった」という独立性や、「勉

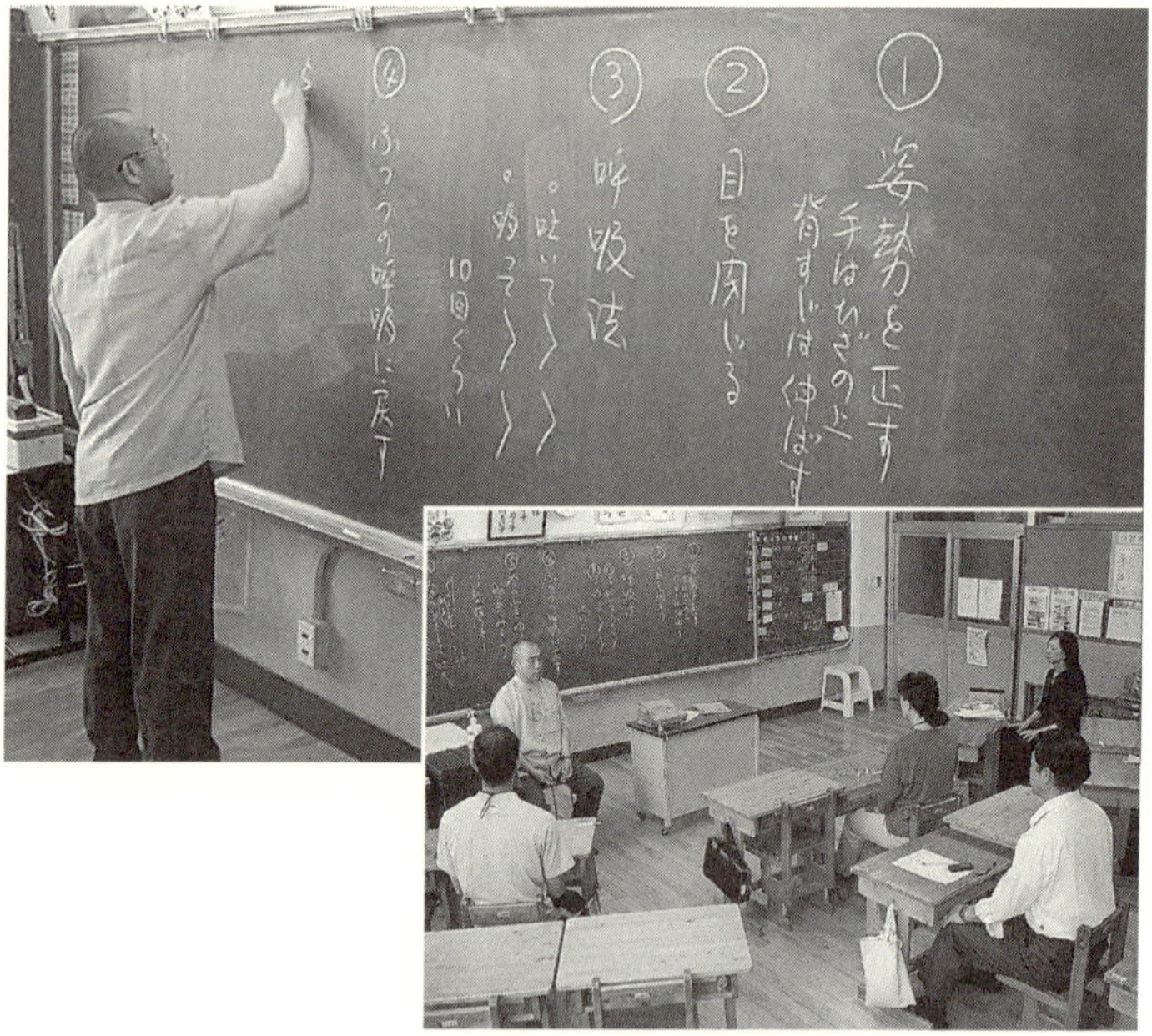
①
姿勢を正す
手はひざの上
背すじは伸ばす
②
目を閉じる
③
呼吸法
。吐いて〉〉
。吸って〉〉
10回くらい
④
ふつうの呼吸に戻す

大下大圓氏による瞑想の事前練習（K小学校）

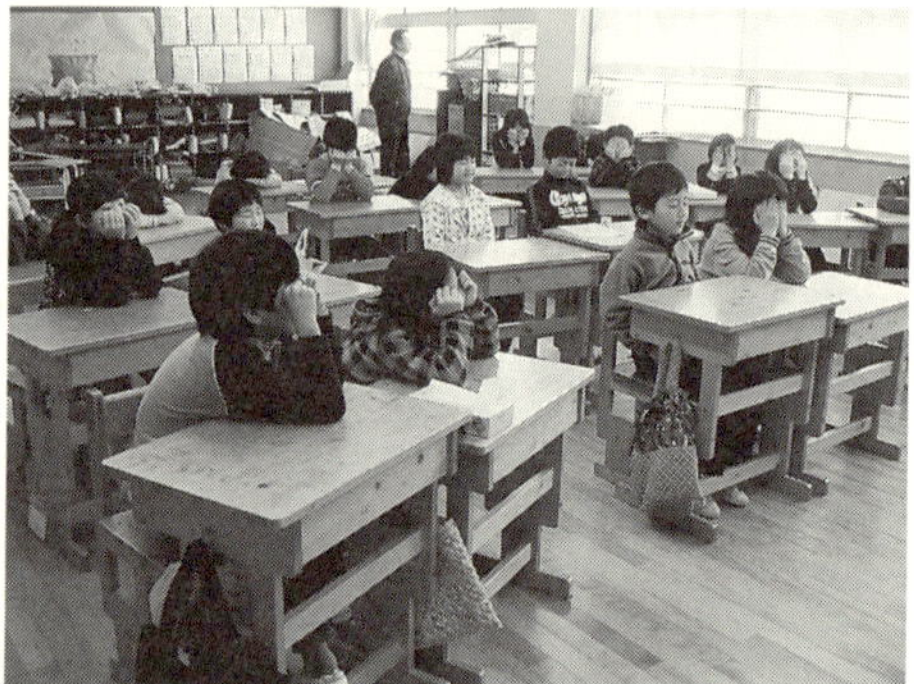

瞑想する子ども達（K小学校）

強にすぐ飽きなくなった」という集中力改善という結果については、まさに望んでいた教育効果だと喜び、教育委員長にもこの結果を報告したとのことであった。今回の調査は、まだ牧歌的な雰囲気を残している地域性、大下大圓氏の日常的な地域への貢献、教職員の仲の良さ、校長の人柄などが総合的に作用して子ども達への瞑想実践につながり、評価を測定することができた。教員同士の良い人間関係の中での実践であったため、結果も素直に表れたのかもしれない。とはいえ、統計的に有意な結果が得られ、有意義な調査となった。

おわりに

本調査で示されたように、瞑想により、子どもの持続力・集中力が増し、独立心が高まったということは、大人社会における組織集団の質的向上にも確実に応用できる。朝、ラジオ体操を行う会社をよく見かけるが、朝の始まりに五分でも瞑想を行うことは大いに推奨される。わずか五分の実践を持続することでストレスが下がり、持続力・集中力が増し、独立心が高まるということは、リラクセーション効果を超えた効用が得られる理想的な組織マネジメントになると思われる。

冒頭でも述べたように、現状での学校教員組織では、瞑想導入は実現的に困難と推察される。しかしながら、学校教育での武道で瞑目は抵抗なく行われているため、子どもへのマインドフルネス瞑想の導入も不可能ではないと考えられる。あるいは、呼吸法・ボディスキャンというマインドフルネスの部分的な導入は、現時点でも可能である。実際、筆者の研究室に所属する学生は、中学校教育実習での道徳の時間にマインドフルネス瞑想を取り入れた。マインドフルネスの意味を説明し、姿勢を「マインドフルボディ」に整えさせ、呼吸法とボディスキャンを行った。さらに、鈴（リン）・トライアングル・カウベルなどを用いて「マインドフル・リスニング（聞くことへの集中）」を行った。生徒は非常にまじめに、かつ興味を持って取り組み、「疲れがとれた」、「すっきりした」、「心が軽くなった」、「心が優しくなった」、「何かフワフワした感じがした」、「改めて、自分がこの地球上に生きているんだなぁと思った」という感想が寄せられた。この詳細な報告については、現在、執筆中である。

今回の実践と評価は、児童が対象であったため、二〇〇九年度に行った大学生へのパイロット研究で用いた唾液中のアミラーゼや免疫グロブリンAのような生化学的客観指標は採用できず、コントロール群も設定できなかった。しかしながら、マインドフルネスストレス低減法の源である東洋の瞑想は、二五〇〇年前から実践され続け、歴史の風雪にさらされても厳然として残っているということ自体が、客観的証拠である。とはいえ、現代は科学的エビデンスを示さなければ信頼を得にくい社会である。宗教から切り離された実践として、その科学的エビデンスを示していく必要がある。大人も子どもも過度のストレスにさらされている現代だからこそ、歴史に育まれ洗練されたライフスキルの効果を証明する意義は大きい。そのためにも、今回採用できなかった評価方法、つまり二分間で測定可能な唾液中アミラーゼ活性の測定や、コントロール群を設定した研究に可能な限り挑戦したいと考えている。

注

［＊1］　二〇一一年九月二六日付、朝日新聞。

［＊2］　http://www.emindful.com/#

［＊3］　二〇一〇年一二月、米国マサチューセッツのマインドフルネスセンターを訪問した際に収集した最新の資料とマインドフルネスセンターのＨＰ（http://www.umassmed.edu/Content.aspx?id=42434）から収集した。

［＊4］　二〇〇七年六月二八日付、*New York Times.*

［＊5］　http://www.emindful.com/#

［＊6］　Ebsco HOST は教育・心理学分野。Science Direct はエルゼビア社の科学・技術・医学・社会科学分野の二五〇〇タイトル以上の電子ジャーナルと六〇〇〇タイトル以上の電子ブックを有し世界最大。Springer Link は科学・技術・医学分野。Oxford Univ. Press は人文・法・医・科・社会分野。Cambridge Journals は自然科学・人文科学・社会科学分野。CiNii は全分野で日本国内の学協会が発行する学術雑誌に掲載された論文である。

［＊7］　唾液に含まれる消化酵素で、デンプンを糖に分解する働きがある。ストレス指標としても用いられる。

［＊8］　血液中や組織液中に存在し、免疫の中でも大きな役割を担っている。粘膜表面の細菌やウイルス感染の予防に働く。

［＊9］　統計的手法の一つで、二つのグループの平均値の差を検定して効果を見る方法である。

［＊10］　統計学用語で推測の度合いを表す値（0～1までの値で示す）。0に近いほど、自説が正しい可能性が高くなる。

［＊11］　対応のある二つのグループの差を調べるための検定方法の一つ。

引用文献

（1）大門明美・尾崎康子（二〇〇七）「小学校一年生における学校ストレスに関する研究」岡山大学人間発達科学研究実践総合センター紀要　教育実践研究、二、四五―五五頁。
（2）廣岡秀一・森田千恵子（二〇〇二）「中学生のストレスとソーシャルサポートに関する研究――ソーシャルサポートの緩衝効果を中心に――」三重大学教育学部研究紀要（教育科学）、五二、一―一五頁。
（3）安孝弘・嶋田洋徳・坂野雄二（一九九三）「中学生におけるソーシャル・サポートの学校ストレス軽減効果」教育心理学研究、四一、三〇二―三一二頁。
（4）高木亮・田中宏二（二〇〇三）「教師の職業ストレッサーに関する研究――教師の職業ストレッサーとバーンアウトの関係を中心に――」学校心理学研究、五一、一六五―一七四頁。
（5）竹田眞理子・坂田真穂ほか（二〇一一）「教師の職業ストレッサーに関する研究――教師の職業ストレッサーとバーンアウトの関係を中心に――」和歌山大学教育学部紀要　教育科学、六一、一一九―一二六頁。
（6）子どものストレスに対する調査結果、平成二一年二月、奈良県教育委員会。
（7）志水宏吉（二〇〇五）『学力を育てる』岩波新書、東京。
（8）江藤真生子（二〇一一）「中学生を対象としたライフスキル教育プログラムの検討」琉球大学教育学部教育実践総合センター紀要、一八、一六三―一七三頁。
（9）ＷＨＯ編、川端徹朗・西岡伸紀・高石昌弘ほか訳（一九九七）『ＷＨＯのライフスキル教育プログラム』大修館書店、東京。
（10）安藤治著（一九九三）『瞑想の精神医学――トランスパーソナル精神医学序説――』春秋社、東京、三三一―五九頁。
（11）井上ウィマラ・有田秀穂（二〇〇七）『瞑想脳を拓く』佼成出版社、東京。

(12) Z・V・シーガルほか、越川房子訳（二〇〇七）『マインドフルネス認知療法――うつを予防する新しいアプローチ――』北大路書房、京都。
(13) 安藤治（二〇〇六）『心理療法としての仏教』法蔵館、京都。
(14) 国際宗教研究所編（一九九八）『教育のなかの宗教』新書館、東京、一〇―一一頁。
(15) The Mind up Curriculum, grades Pre-K-2. *Brain-Focused Strategies for Learning and Living*. The Hawn Foundation, Scholastic Inc. NY. 2011.
(16) The Mind up Curriculum, grades 3-5. *Brain-Focused Strategies for Learning and Living*. The Hawn Foundation, Scholastic Inc. NY. 2011.
(17) The Mind up Curriculum, grades Grades 6-8. *Brain-Focused Strategies for Learning and Living*. The Hawn Foundation, Scholastic Inc. NY. 2011.
(18) Kabat-Zinn, J. An outpatient program in behavioral medicine for chronic pain patients based on the practice of mindfulness meditation: Theoretical considerations and preliminary results. *General Hospital Psychiatry* 4, 1982, 33-47.
(19) Kabat-Zinn, J., Lipworth, L. & Burney, R. The clinical use of mindfulness meditation for the self-regulation of chronic pain. *Journal of Behavioral Medicine* 8, 1985, 163-190.
(20) Kabat-Zinn, J. & Chapman-Waldrop, A. Compliance with an outpatient stress reduction program: Rates and predictors of program completion. *Journal of Behavioral Medicine* 11, 1988, 333-352.
(21) Kabat-Zinn, J. et al. Effectiveness of a meditation-based stress reduction program in the treatment of anxiety disorders. *The American Journal of Psychiatry* 149, 1992, 936-943.
(22) Kabat-Zinn, J. et al. Influence of mindfulness meditation-based stress reduction intervention on

rates of skin clearing in patients with moderate to severe psoriasis undergoing phototherapy（UVB）and photochemotherapy（PUVA）. *Psychosomatic Medicine* 60, 1998, 625-632.

(23) ジョン・カバットジン、春木豊訳（二〇〇七）『マインドフルネス　ストレス低減法』北大路書房、京都、一―三九九頁。

(24) 同右（23）、iii頁。

(25) 堀洋道監修（二〇〇八）『心理測定尺度集Ⅱ』サイエンス社、三一一―三二八、三七〇―三七六頁。

(26) 堀洋道監修（二〇〇八）『心理測定尺度集Ⅲ』サイエンス社、二〇―二六頁。

(27) 堀洋道監修（二〇〇八）『心理測定尺度集Ⅳ』サイエンス社、八四―九四頁。

第5章 病院や学校における瞑想

大下大圓

Daien Oshita

はじめに

私の住んでいる飛騨高山の千光寺からは、真正面に御嶽山が見え、そのとなりには、乗鞍、白山という三〇〇〇メートル級の山々も見える。厳しい冬には、白銀の世界となって神々しくそびえ立ち、すばらしい眺めである。この寺は、そのような場所に一六〇〇年余りの歴史を持ってたたずんでいる。そして、円空の手による仏像も六三体あり、円空仏の寺としても知られている。

私はその寺の住職ではあるが、どちらかというと研究者というよりは現場の人間であり、研究してから動くというよりも、先に身体が動いているという感じである。ここでは、そのような日常の中で関わってきた事例をもとに話そうと思う。

瞑想について

まず、瞑想について話そう。私は瞑想を、四つの視点から考えている。それは、①ゆるめる視点、②見つめる視点、③高める視点、④ゆだねる視点である。多様な解釈があると思うが、一般的に瞑想を理解してもらう時には、なるべく日本語のやわらかい言葉を使った方がわかりやすいのではないかと思う。

さて、それでは、四つの視点について話そう。瞑想とは自分の心を「ゆるめていく」ということである。集中していくということも、瞑想の重要なポイントである。その中には、初期仏教のシャマタがある。私はスリランカで、シャマタとヴィパッサナー瞑想を体験した。それから、只管打坐《しかんたざ》[＊1]、これは禅宗の一派である曹洞宗などでよく用いられる言葉である。密教では阿息観[＊2]がある。呼吸に一点集中、つまり心を阿字に向けて集中とリラクセーションをするのである。

「見つめる」ということは、観察、あるいは洞察するということである。これはヴィパッサナーとも『摩訶止観』とも言われている。ちなみに、『摩訶止観』とは中国の天台智顗《ちぎ》（天台大師）が説いたものである。漢訳で「止」はシャマタ、「観」はヴィパッサナーであり、あわせて止観（シャマタ・ヴィパッサナー）となる。近頃、健康法などに登場する座法として『小止観』もその一部であり、瞑想を活用して健康になろうとするものである。その他にも、阿字観[＊3]・公案[＊4]・内観[＊5]というようなものがある。

それから、「高める」ということは、自分の内面的な心身の機能を促進する、あるいは新しいものをつくり出していくことである。健康生成も含めて、自分の中のイメージを作っていくということでもある。日輪観や光明瞑想というようなもの、つまり光を見て自分の中に光を取り入れていく方法や、マントラ（真言）を唱えながら自分の目標とするビジョンをつくり出していく瞑想法もそうである。さらに、音楽療法の視点でイメージ誘導法というものもある。あるいは、アメリカのサイモントン療法[*6]という瞑想を用いたがんの療養法もある。

そして、「ゆだねる」ということである。これには、宗教的な視点が含まれており、大いなるものに融合していくとか、自分のさまざまな価値観を統合していくなどといったことである。仏教の観法では、さまざまな仏様をイメージして、その仏様と一体になっていく。それには、仏様を観想していく如来観想、浄土系では『観無量寿経』などに観想法がみられる。密教では光明瞑想がこれにあたる。あるいは、仏様にとらわれず、いわゆる大きな宇宙、Something Great、そういったものに融合していくというような瞑想法などもある。

今はアメリカだけでなく、世界各国で、瞑想はストレス解消、能力開発、人格の発達、スピリチュアリティーの向上などに効用があるとして注目されている。例えば、能力の開発は、集中力、あるいは洞察力や想像力を高め、潜在意識を引き出して自分の人生の使命を見つけ出すことができる。仕事の面においては、能率を図り、職場成績の向上などにも活かせる。

人格の発達、スピリチュアリティーの向上ということは、なかなか指標としては測りにくいが、集中力を向上し、包括力、その他の色々なものを整えていく。思いやりや寛容という精神を作り、自己実現していくというような、そんな視点があるのではないかと考えている。

瞑想を通した活動について

（1）活動の概要

ここからは、私がこれまでの一五年くらいの間に関わってきた、瞑想を通した活動について紹介したい。例えば、医療関係では、がん患者や透析患者、そして難病の筋《きん》萎《い》縮《しゅく》性《せい》側《そく》索《さく》硬《こう》化《か》症《しょう》（ＡＬＳ）［＊7］の患者などに対する瞑想である。医師・看護師に対する瞑想や緩和ケア病棟で行っている瞑想もある。教育関係では、小学生に対しての瞑想、先生に対する瞑想、大学生やスポーツ選手に対する瞑想といったものがある。また、福祉関連としては、妊婦や子育て中の母親に対する瞑想もある。この瞑想には、時々、おばあちゃんも一緒に混じって参加する。この世代間交流が、妊婦や子育て中の母親には良い影響をもたらすようである。

（2）末期がん患者やＡＬＳの患者を対象にした瞑想

まず初めに、末期がん患者を対象にした瞑想を紹介する。がんの末期ということで、音楽療法を中心に行った。CDラジカセで患者の好きな音楽をかけながら、その時のイメージを膨らませてもらった。

私は、高山市内の内科クリニックの臨床スピリチュアルケアワーカーをしているので、そこで出会ったがん患者の例を紹介する。このクリニックでは、さまざまな代替療法を行っているが、その患者は、もうほとんど会話ができる状態ではなかったので、その場で瞑想を行った。最初は、リラックスする瞑想から入っていく。その後、患者の頭の中に、浮かんでくることを「どんなことが浮かんできますか」と聞いていく。つまり、ここで一つの瞑想を通してナラティブな世界観が生まれる。narrative-based medicineという言葉があるが、その人の語る言葉をこちらが聞きとめながら、目を閉じ、瞑想中に、自分の中に浮かんでくる言葉と対話してもらう。最後に、それを静かに自分の心の中にフィードバックしていく。これを約四〇分間、二回ほど行う。がんの患者は病気の経過や状態がとても大変というか、非常に変化が大きいので、調子の良い時でなければ難しい。

Aさんは瞑想というよりも、瞑想を通してもう少し自分が祈りたいという思いが強い患者だったので、病院の許可を得て、衣を着て、薬師如来の真言や光明真言を一緒に唱えた。患者だけでなく、私も一緒に唱えた。一緒に祈るということが、とても大事なことである。一緒に行うことによって、患者の中に、自己治癒力のエネルギーが高まっていく。余命一週間以内と言われていたAさんだったが、なんと、この後、三カ月間も生き続けられた。

Bさんは、自宅療養のALSの患者である。この患者とは五回ほど関わり、その内の二回、瞑想を

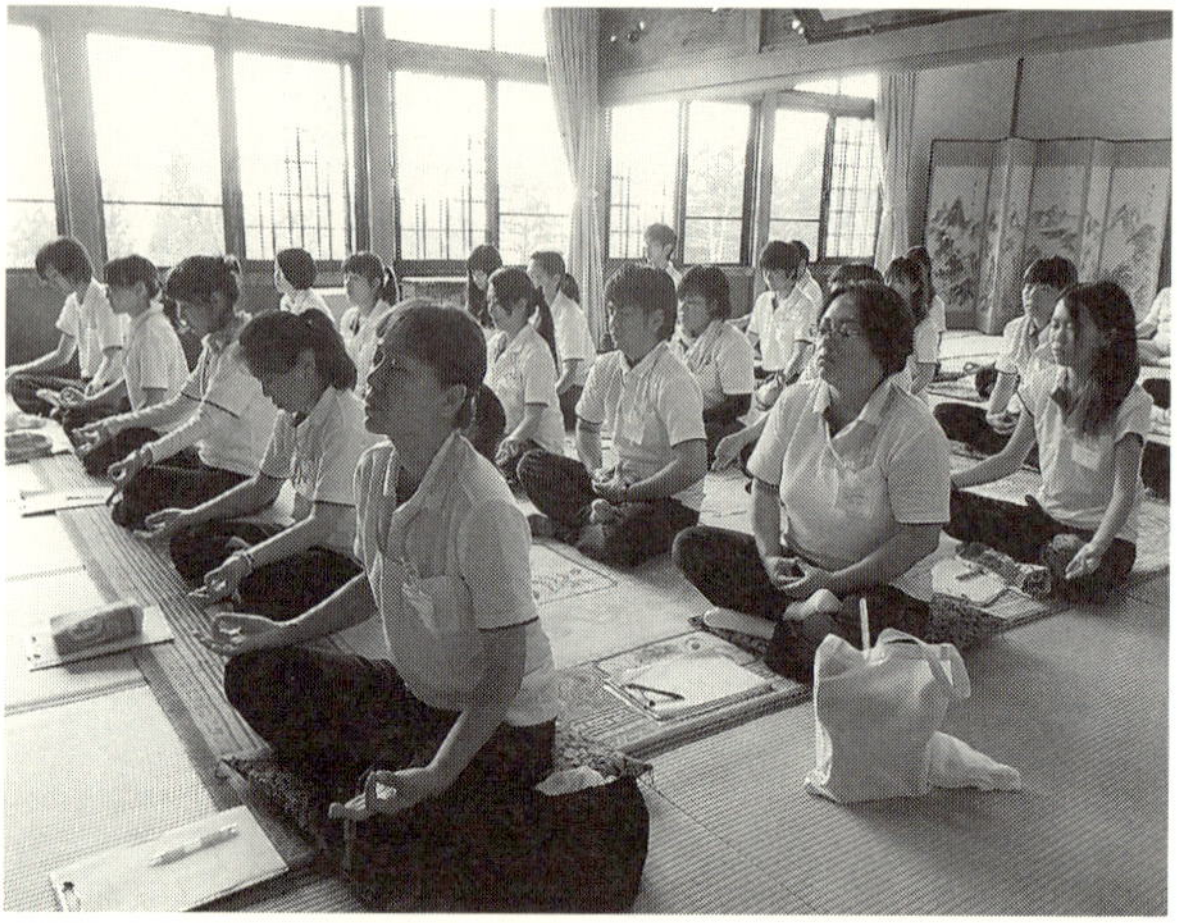

写真５－１　看護師を対象にした瞑想

実施した。病院とは違って自宅だと家族の理解もあり、非常にゆったりとした時間が流れている。そのため、周囲や時間を気にせずに、本人の意向に従ってゆったりとできた。

（3）　医師や看護師を対象にした瞑想

一方で臨床に関わる医師や看護師は、大変なストレスを抱えている。それを少しでも緩和できないだろうかと思い、六、七年前から高山市内のある病院と連携して一泊二日の宿泊研修の中で瞑想を学ぶ。その中でも「日想観」という瞑想は本堂の前で朝日を浴び、その朝日を見ながら行う。

ストレス軽減法という観点から、これから医師になろうとする研修医や看護師を対象に、お寺で一泊二日の瞑想体験が医療や介護の現場で働く人々のストレスリダクションに有用であることが、アンケート調査で判明している（写真５－１）。

瞑想経験者はほんの一割か二割ぐらいである。しかし、少し教えると皆できるようになる。座布団に座る人、円座を使う人など、色々なものを使ってその人の体形に一番合う座り方で行う。

ここで、高山市N病院で一年目の研修医を対象に実施した六人の男性研修医に対する瞑想評価について述べる。このグループでは唾液を測定した。唾液を脱脂綿に採って東京の研究所に送り、クロモグラニンAという成分を分析した。クロモグラニンAとは、交感神経ニューロンから分泌される指標タンパクと言われており、精神的ストレスの指標としても有効であることが示唆されている。

病院勤務終了後、千光寺での瞑想前、瞑想後という三回のタイミングで測定した。少しタイムラグはあるが、勤務中と瞑想中との関係を調べた。その結果、クロモグラニンAは瞑想後が全て有意に下がっていた。

この研修医の瞑想効果についてまとめると、瞑想によってクロモグラニンAの数値は下がり、精神的ストレスの軽減が確認された。日常生活では思いもつかないような考え方に触れたり、多様な感覚を感じたりと、さまざまなことへの気づきが芽生え、瞑想が意識の転換、深い洞察に効果的であると言えよう。全体としては、瞑想時に感覚が鋭敏になったり、瞑想することによって、意識の客観的視座の優位性、生きがい感、ネガティブ意識を変化させるという効果が見られた。これらの内容について、「そう思った」、つまり瞑想が自分にとって有効だったと回答した人は六八パーセントであった。

それから、スピリチュアルケアワーカーの実地研修を受け入れてもらっている関東のある緩和ケア病棟のカンファレンスでは、カンファレンスの前に五分間の瞑想を行っている。ここでは、私が指導するのではなく、医師やスピリチュアルケアワーカーが率先して行っている。つまり、緩和ケアの現場で、すでに瞑想を活用した経験のある医師や看護師などがリードしている。まず五分間瞑想して自分たちの心を落ち着け、気持ちを集中させてからカンファレンスに入ると、カンファレンスが非常に効率よく行われる。

大阪の医療センターでも、スピリチュアルケアの学習として事例を通じたスーパービジョン（指導者からの教育）を行っている。医師や看護師が、症例を通して二時間ほどの集中的な議論すると、頭がもう本当にヒートアップしてしまうので、それをクールダウンするために瞑想を使う。そのヒートアップした大変な事例を手放していく。瞑想をしながら手放していく。そうして気持ちを楽にしていく。瞑想というものは、さまざまな使い道があって、自分の気持ちを楽にしていくこともできる。そのために、瞑想を取り入れている。

和歌山県立医科大学でも同様の実習をしている。私は、そこでスピリチュアルケアワーカーの養成講師をしている。まず最初に瞑想をして、自分の気持ちを落ち着けてから実習に入る。実習の前と後には、必ず瞑想を行う。

老人福祉施設に於いても、職員のメンタルヘルスを考慮して瞑想や呼吸法を導入している施設が増えている。

（4）　教育現場での瞑想

教育現場では、今まで、多くの子どもたちや学生の瞑想研修に関わってきた。ここでは、その中の一部を紹介しよう。

小学生を対象にした瞑想

公立小学校に瞑想を導入することは、まだ日本では瞑想に対する認識が浅く難しい局面がある。そのため、高山市の教育委員会に依頼し、教育委員会を通して校長会に話してもらい実現した。最初に、子どもたちを指導するため、先生に瞑想を覚えてもらった。校長先生も含めて、担当の先生に瞑想の指導を行った。そして、先生自身、自分の中で瞑想が、「ああ、こういうものなのだな」ということを、感覚としてしっかりつかんでもらった。その後、実際に、子どもたちに瞑想を体験してもらった。ホームルームの時間に五分から一〇分ぐらいの瞑想を一カ月間行った。

子どもたちも、初めは「なんだ、これは」みたいな感じだった。そのような中で、瞑想する前と後にアンケート調査を行った。結果として、生活習慣や学習目標の志向、自尊感情、友人関係、学習意欲などについて変化が見られた。この調査は、上越教育大学の得丸定子先生の研究グループとともに共同研究という形で行った。

この小学生の瞑想の調査結果で、子どもたちがどのように変化したかということを、t検定[*8]を用いて調べると、色々なことがわかった。一つの特徴的なことを挙げると、「他人に自分の本当の気持ち

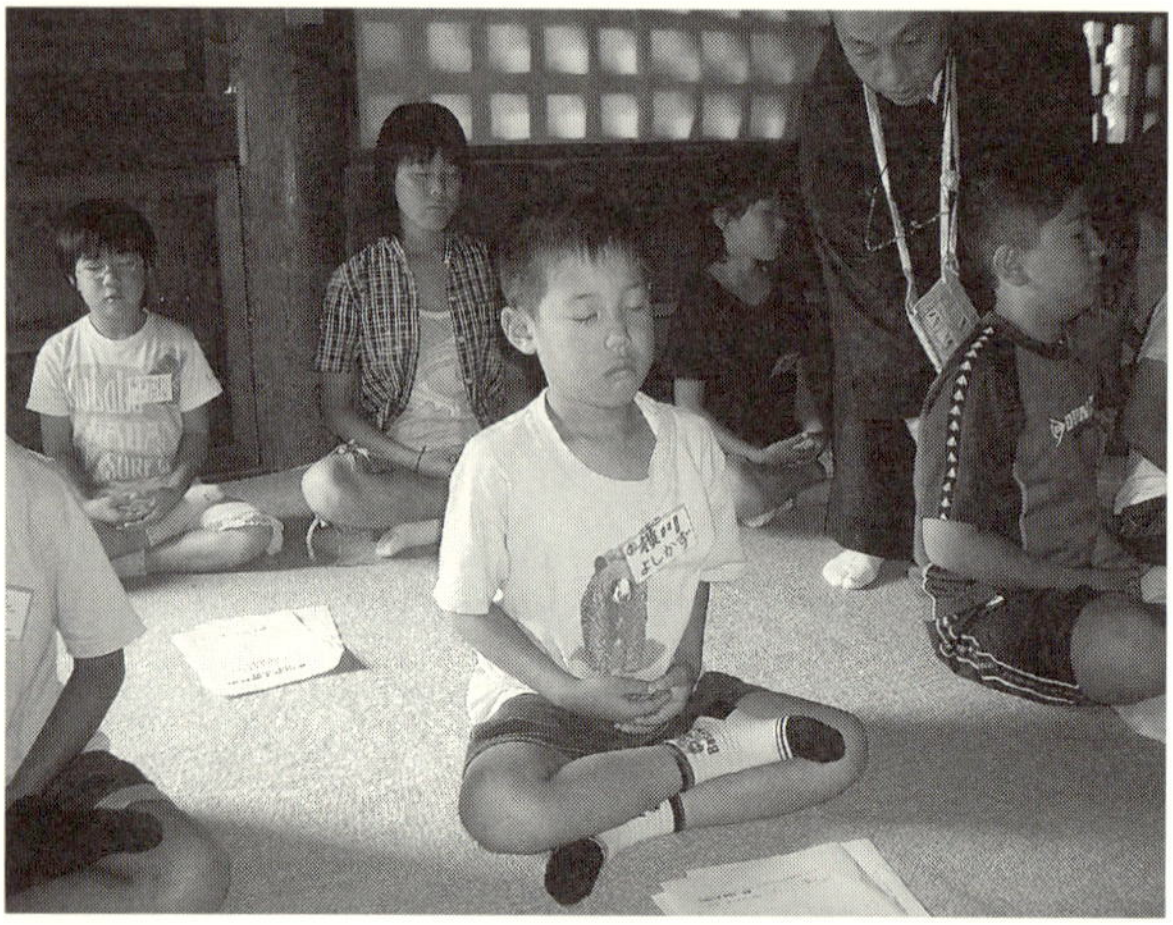

写真５−２　小学生のサマースクール

を話しますか」という項目で、「話しません」、「話します」などと、瞑想の前と後での気持ちの変化を見ていった。全体的な変化はあまり見られず、対話の中での有意性が確認され、本当の気持ちを話す傾向が強まった。瞑想することによって、友達と積極的に話をするようになった子どもが多くなったということが考えられる。

もう一つは、「勉強していると、すぐに飽きてしまいます」という項目で、すぐに飽きるか、飽きないかということを調べたところ、瞑想を通じて集中力が育まれるのではないかということが考えられた。なかなかこの評価は難しいと思うが、あまり飽きなくなったようである。一カ月の瞑想によって、このような変化が見られた。

サマースクールでは、お寺に子どもたちを集めて瞑想を行っている（写真５-２）。初めは一〇分も座ることができない子どもたちも、少しずつトレーニングすれば、ちゃんとできるようになる。こういう可能性を現代の生活環境が摘み取っているのではないかと思う。だから、体験をさせていくということは、とても重要だと思う。静かに座るという習慣は、本来、日本人が持っていた伝統文化である。それが、近代社会の中で、どんどんその習慣が少なくなり、子どもたちに耐性の欠如が起きている。自分で静かに座って考える時間を持つことで、自分自身を振り返り、あるいは相手との関係をゆったりと見ていくことができる。

大学生を対象にした瞑想

大学生を対象にしたものでは講義の中で、色々な瞑想法やその効用について教える。教育に関する課題を提示して、その課題を通して学んでいく時に、瞑想を使う。瞑想によって洞察力を深め、その課題を共有していくということに活用する。とりわけ高野山大学の学生指導では、伽藍を活用し高野山というすばらしい環境の中で瞑想を行っている。

国立系N大学の「宗教と人類文化」という授業で、伝統宗教には瞑想のような修行法があるという話をした時に、多くの学生が瞑想を体験してみたいと言った。それでは、シラバスに従って瞑想をやってみようということになった。学生をA群とB群（対称群）に分け、A群は一カ月間、一日に五分から一〇分の瞑想を個人で実施してもらう。もちろん、そのためにあらかじめ教室で瞑想を教えた。B群は何もしない。参加人数は五四名（平均年齢二〇歳）であった。

「一カ月間の瞑想をした後、あなたにとって瞑想はどうでしたか、リラックスすることができましたか」という項目では、「リラックスできた」が七八パーセント、「感情や気分の起伏が穏やかになった」が六六パーセント、「心にゆとりを持つことができた」が六五パーセント、「集中力が向上した」が六一パーセント、「自分自身を見つめ直すことができた」が六一パーセント、「前向きな気持ちを持てた」が六三パーセント、「悩みが解消された」が五三パーセントであった。この数字をどう解釈するかという問題はあるが、瞑想をやらないよりは、やった方がメンタルヘルスに有用であることが、この大学生の調査においても言えるのではないかと思う。

「思いを自由に書いてください」という自由記述の一部を抜粋すると、次のような内容が見られた。「普段、授業や活動などに追い詰められている。忙しいと呼吸が荒くなり、いらいらしていたが、瞑想することで呼吸や心持ちが安定し、とても落ち着くことができた」、「瞑想すると、リラックスできて気持ちが落ち着いた」、「ぐっすり眠れた」、「視野が広くなったような気になる」、「自分の感覚や雑念を観察してみた結果、悩みや感情に振り回されることが少なくなった」、「精神的・心理的興奮状態が、瞑想することで確かに静まった」、「瞑想は自分を見つめ直すということにおいて、よいことだと思う」、「ともすると乱れてしまいがちな感情や考え方を整理することができる」、「気分が落ち込みがちであったが、落ち込んで、ぼんやりする前に、やるべきことをしようと思えるようになり、少し前向きになれた」、「今一度、自分自身を見つめ直すことができ、これからの人生で自分は何をしたいのか、何をすべきか再確認することができた」というような内容であった。

何も考えない状態であったのが、瞑想することによってリラックスし、自分の内面を見ていくことによって、自分の中にあるものがどうなのだというような自己意識というのか、現在認識が非常に深くなったと思われる。

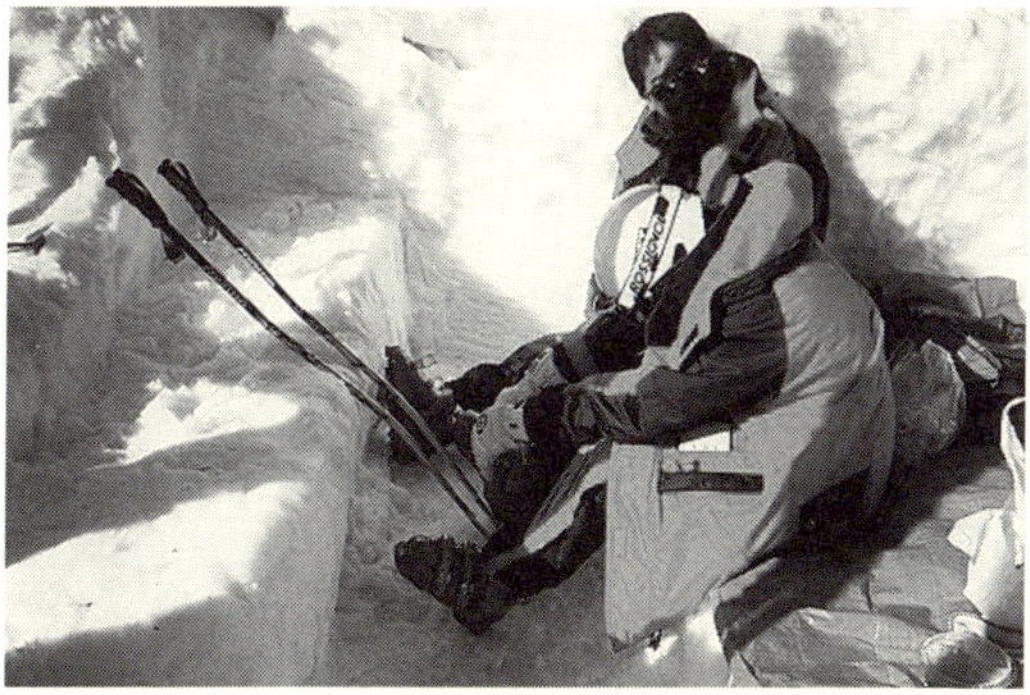

写真5-3　スタート前のイメージ瞑想

(5) 国体選手への瞑想

私は、岐阜県のスキーの国体選手の強化コーチを任され、メンタルトレーナーもしている(二〇一二年)。選手に瞑想を指導しながら、選手の強化をするわけである。どのような指導を行ったかというと、まず素晴らしい滑りができるトップスキーヤーの動きをしっかり見て、それを十分にイメージさせる。その後、それを自分の中でイメージし、膨らませていくという瞑想を行った。とにかく、自分の気持ちを落ち着かせ、スキーに対してのイメージを作っていくことを重視した。

写真5-3はレース直前の選手である。うまく滑れなかったので、がっくりと首をうなだれているのではなく、スタート前の自分のイメージをしっかり作っているポーズである。ちなみに、彼はこの国体で三位になった。

大会終了後にアンケートをとったところ、以下のような感想が見られた。

「緊張状態に入った時、リラックスできた」、「スタート前に落ち着いた、緊張しなかった」、「スタート前の気持ちが前向きだった」、「開会式からの四日間がリラックスして生活できた」、「ある程度の緊張感の中で、メンタル的なトレーニングできたことがプラスになった」「心技体の中で、心の大切さを感じた」、「今までの自分なら、緊張してしまうような、動きができないまま行動するというような感じだったけれども、メンタル面でしっかりした自分の心を知って、自分なりにコントロールすることができた」というものであった。

つまり、セルフコントロール能力が、非常に高まったということであった。これが、国体の一年ぐらい前から、時々選手に行った瞑想トレーニングの効果である。

(6)　妊婦・子育て・社会人のための瞑想

若いお母さんを対象に、お寺で瞑想を行っている（写真5-4）。若いお母さんは出産に対して、あるいは生活に対して、さまざまな不安や課題を抱えている。夫婦の問題、家庭内での人間関係などに対して、一生懸命に頑張っているので疲れている。そのような報告を助産師さんから聞いた時に、それでは、瞑想で少し緩和してみようということになった。まず、リラックスすることと、自分を見つめることという二つの視点から行った。

参加者の中には、赤ちゃんと一緒に瞑想するお母さんもいる。そうすると、お母さんと赤ちゃんの

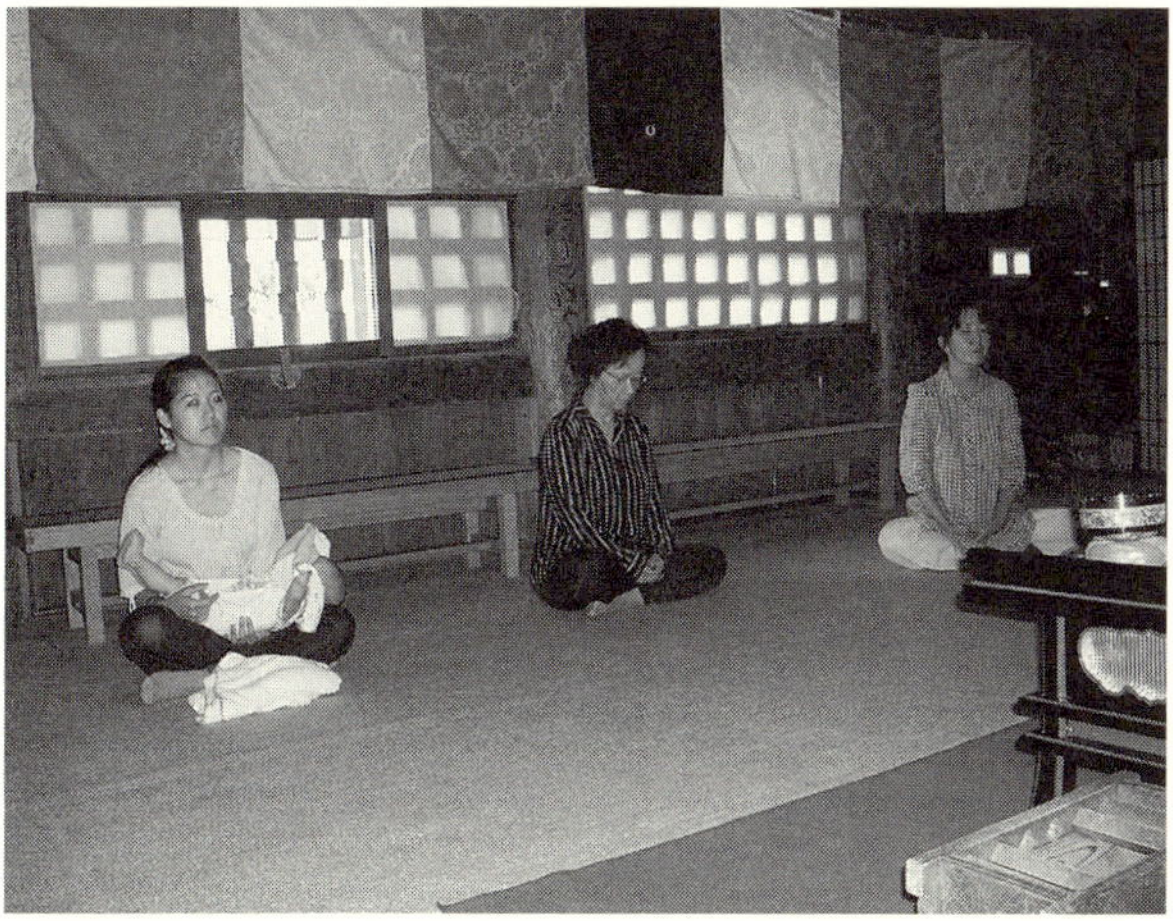

写真5-4　お母さんを対象にした瞑想

関係が非常に密着する。天気のよい時は、外を見ながら自分と自然が一体になっていく感覚を味わう。小さな自分にこだわるのではなく、自然と自分が常に一体なのだという広い気持ちになるように行う。

時々、おばあちゃんが参加することもある。その時には、必ず最後に時間をたっぷり取って、おばあちゃんの話を聞く。「昔の子育ては、こうだった」という話を聞く。それは、若いお母さんにとっても、子育ての気づきにつながっている。

このお母さんたちに、助産師の助けを借りて、血圧・脈拍・唾液を測定してみた。その結果は、参加者二九人の平均値で、血圧・脈拍ともに受付時、瞑想前、瞑想後それぞれの段階で比較してみると、有意に下がっていた。このことからは、血圧を下げるためには、瞑想をしないよりは、した方がよいのではないかと思われる。

このお母さんたちにもクロモグラニンAの測定を

した。その結果は、下がった人もいたが、平均すると上がっていた。「これは、どういうことだ」と思い調べてみた。心理的な変化では、「リラックスした」、「楽になった」、「瞑想が有効だった」などの記述が見られたが、生理的な変化になると、むしろ瞑想によって意識状態が鋭敏になったと思われた。それから、母親は慢性的な緊張状態にあるのではないかということも考えられた。助産師によると、これは男性と女性の機能の違いではないかとの意見もあった。

また、この母親たちをレジリエンス[*9]という概念を用いて瞑想の前後で調査したところ、「子どもとのストレスを客観視することができた」、「環境とストレスに関して客観視ができた」、「なぜストレスになるのか」といった内容が見られた。つまり、それは「子どもや姑に対して、今まで否定的だったことが肯定的に感じられるようになった」という他者への肯定感、すなわち、家族に対する否定的な感情が肯定的な感情へ変化していくような内容であった。さらに、自分が生きているということに対して、命への気付き、感謝ということが見られた。今まで母子が離れることに不安感を持っていた母親に、安心感が生まれてきたことが、このレジリエンスの概念の指標からわかった。

母子間の場合をまとめると、瞑想によって自己像の変化や自己概念に拡張意識がもたらされた。つまり、自分と子ども、自分の周りとの深い関係、何か大きなエネルギーを感じたとか、感謝や感覚が鋭敏になったとか、少し大きな人間になれたというようなことが見られた。また、瞑想は、ストレスの中にあっても、自己の現在認識から多様な価値観を創り出す動機付けになり、瞑想による自己洞察の深まりが確認された。つまり、じっくり座って瞑想することによって、今の自分がどんな状態なのか、現在の自分の在り方を若いお母さんたちが客観的に見ることができるようになった。それによって、非常に冷静な気持ちが生まれてくる。それは、自分が、「それでは、この環境の中でどうしたらよいか」という次のステップへつながっていく。そういう客観的に自分を視るという感覚が生まれてきたということである。

一般社会人を対象にした瞑想では、座法や呼吸法を教えている。自然にする瞑想もあれば、座布団を使った瞑想もある。座布団を半分に折ったりして、さまざまな方法を試してみて、個人に合ったスタイルで行う。最近では、医療系の学会でのワークショップが増えており、そこでも瞑想の講座を行っている。そこでは、医療者が積極的に瞑想を取り入れてストレス軽減のプログラムに活用しようとする傾向が見られる。

心の葛藤と瞑想について

ここで、心の葛藤と瞑想について私なりの考察を加えてみたいと思う。

最初に、透析患者のCさんについて述べる。Cさんの貧血の程度や透析効果を測定したデータからは、「どの瞑想が、どのように影響したか」ということは、なかなか言いにくい。けれども、瞑想が、Cさんの健康にとって非常に有効であったということは言えると思う。

また、Cさんへのインタビューを通して言えることは、瞑想前のCさんは透析初期の患者によく見られる、人生への無意味感やいらいら感があった。自尊感情の低下が懸念され、死への不安や恐怖が非常に大きかった。これは、Cさんがというよりも、透析患者がよく経験する喪失感というようなものである。それは対象を失うということではなく、生命的危機感、あるいは身体機能の衰え、活動範囲の制約、性機能の低下などへの自己の喪失ということである。

さらに、Cさんは経営者であり、社会で率先して活動してきた男性であった。そのため、誰かの世話になることを心よしとしなかった。「俺が、俺が」というタイプだったので、「自分の意志で何かをやりたい」という希望があった。私が「自分でやりたいのだったら、瞑想があります。セルフコントロールによいのではないですか」という話をすると、「それじゃあ、やってみたい」ということになった。

Cさん自身が瞑想によって心身のコントロールに影響を与えることを確認し、スピリチュアルな苦悩を回復していくことを通して、結果的にCさん自身が瞑想を自分のものにしていった。これは、闘病生活の中にも平安な心を創り出すことができるという確信を得た例である。

次は、ある看護師の例である。日常の病院での看護業務で、女性より男性に対するケアに於いて抵抗意識をもつことが悩みだと訴えてきた。カウンセリングをしてゆくと、男性でも父親と同じような年代層に対する対抗が大きいという。内容を分析すると「逆転移現象」であることを認めた。そこで、その看護師と瞑想を通して、父親との関係性を調べることにした。瞑想中の洞察は意識の変化をもたらし、やがてそれまで反感を持っていた父親とのスピリチュアルな和解につながった。つまり、自分の内にあるトラウマと対峙しながら瞑想をしていくと、そのトラウマの中の父親に対して、ものすごい反発感、さまざまな怒りの感情が出てくることがわかった。瞑想をすることによって、そういったものが見えてきたのである。

それがだんだん、「ああ、父親も大変だったんだ」などという思いに変化し、父親への感謝につながった。瞑想によって深い洞察を得ることができ、自分の父親や先祖に対する広い考え方が生まれた。瞑想によって人の中に、そのような深い自己・他者を超えた意識までが芽生えてきたということであった。

おわりに

これは私なりの結論であるが、瞑想を活用することによって、単に心身機能の改善のみならず、スピリチュアリティーの向上、人生への洞察、ライフビジョンの形成に大きな影響を与えることが明確になってきた。

私には、日本の宗教伝統として保持されてきた瞑想のやり方が、実生活に、つまり現実に合っていないのではないかという思いがある。今後は、私自身が宗教者であり、その世界にいるのであるから、もう少し現実の生活に合った、相関性のようなものを研究し、取り上げていきたいと考えている。そして、さらなる実証研究につなげることができればと考えている。

※本文中の職業などは当時のもの。

付　録

（1）瞑　想——心身機能を高めるエクササイズ——

心身機能を高めるエクササイズである瞑想が、どのように自分の内面を高めるかということを取り上げてみる。それは、自分の声を出してみるということである。人間の身体は振動する。その身体が振動することを使って、瞑想を深めていく。ここでは、その方法を説明する。

まず、瞑想に入る前に身体を少し動かす。初めに背伸びをする。気持ちを楽にして、ぐっと大きく背伸びをする。首も回してみる。次に、肩の筋肉を軽くするために、肩をしっかり前へ、後ろへ回してみる。

それから、目を閉じて、口から息をゆっくり吐く。細く長く吐く。そして、鼻から息をゆっくり吸う。一、二拍、止めてから、また息をゆっくり吐く。自分のペースで、七回、この呼吸を繰り返す。深い呼吸を七回、自分の中で味わうように、ゆっくり、気持ちよく行う。七回、深い呼吸を行うと、普通の自然な呼吸、自分の一番気持ちのよい呼吸に戻す。その時に、今の自分の現在認識、今の自分はどんな気持ちになっているかを、その感覚を感じてみる。今、ここで座っている私は、どんな気持ちでいるのかということを確認してみる。そういう、今の、ありのままの、本当に飾らない、そのままの自分の気持ちを感じてみる。

次に、自分の身体、人間を楽器として捉えてみる。人間は、胸からおなかにかけて丸くなっている。太鼓のようになっている。人間は、実は楽器である。その楽器を鳴らしてみる。まず、自分が普通にしゃべる音、どんな音でも結構、自分が普通に話している音を声に出してみる。「ああー」でもよい、声に出してみる。「ああー」、「ああー」、というように。今、普通に声を出してみたが、次にちょっとした遊びをしてみたい。大きく息を吸って、なるべく細く長く、声を出してみる。どれくらいまで自分の声が出せるか、自分で試してみる。ずっと出していって、出なくなったらやめる。息をいっぱい吸ったら、ずっと細く長く出してみる。声が出なくなるまで行う。

息というものは、肺活量の大きさではなく、息を細く長く出すということによってコントロールできる。瞑想の基本は呼吸と言われている。そのため、この息をはく、吸うということが、とても重要な意味を持っている。息をはく時、実はエネルギーが出る。エネルギーが自分の中で湧き起こって出てくる。もちろん吸う時もそうである。

さあ、自分の胸に手を当てて、身体が振動するのを目を閉じて聞いてみよう。声を出して、普通の声でよいので。自分が振動していることを体感してみると、人間は楽器だということがわかる。人間の身体が楽器だからこそ、自分で音を出すことによって、身体はさまざまに振動する。その振動が、自分の内面を活性化していく。そうイメージして行う。声を出すことによって、どんどん活性化していく。

それでは、今度は低い声を、おなかの周りを中心にした音を出してみる。仏教では地水火風空を五つのエネルギー体（構成要素）として考える。特に、身体の下部には生命エネルギーがある。おなかや生殖器は生きるためのエネルギーなのである。それでは、今度は、下腹部を振動させてみる。自分にとっては、少し低い音を、先程の音よりも二、三度下げて、自分では低い音だと思って出してみる。その音を出しながら、「おなかの辺りが活性化する」、「ずっと振動している」ということを自分に自分に言い聞かせながら行う。自分の中のその部分が、どんどん良くなっていくというプラスのイメージをしながら行う。自分の周りが、どんどん良くなっていくということを音に出しながら、自分で体感しながら行う。

そのようにして、何回もずっと続けて、三〇分ぐらい行うと、身体が熱くなってくる。だから、これだけで健康法になる。その後に、また静かに目を閉じて瞑想すると、自分の中で深い洞察ができるようになる。

今度は、もう少し高い音を出してみる。本当は五つの音を出していくのがよいのだが、時間のない場合は三つでもよい。自分にとっては高いなという音をイメージして出してみる。イメージとしては、自分の中にあるエネルギーが、さあっと上に流れていくように。このゆだねるという瞑想は、宇宙とつながっていくというような感覚で行ってもよい。そういう何か大いなるものとつながる感覚をイメージしながら、してみるのも効果的だと思う。

最後に、もう一度、自分にとって一番自然な音、自分の音、つまりマイサウンドを出してみる。自分が気持ちよくて一番出したい音、自然な感覚で自分の中から外へ出したいという音を出す。それを音にして出してみる。どの音でもよい。気持ちよく出してみる。

こうして、自分で色々な音を出しながら、自分にとって最終的に一番気持ちのよい音を探して、まさに自分でチューニングする。その音を出すことによって、気持ちをそこに乗せて、自分のストレスから来る色々な思いをはき出していく。

歌を歌ってもよいが、歌はメロディーがあるので、自分がついていけない音階もある。しかし、自分が出す音であれば、自分にとって一番気持ちの良い音である。その気持ちの良い自分の音を出してみる。

瞑想にも、リラックスする方法から、自分の内面的なものを高めるなど、さまざまな方法がある。

(2)　瞑想する時の注意点

それでは、どのように自分に合った瞑想を選べばよいのか。実際、瞑想は教えてもらわなくてもできる。けれども、初めは、できれば指導者についた方がよい。例えば、まったく別の視点で考えると、私は昔、スキーの指導員をしていた。スキーは我流で滑っても滑れるが、指導者は、その人がどんな癖を持っているか、どのようなことをすれば一番うまく滑れるようになるかということを瞬時に見分ける。そして、その指導員から適切なアドバイスももらえる。

同じように瞑想も、やはり、その人の体形や骨格、あるいは今までの経験などを全部含めて行う。

それが、指導者であれば、ある程度わかる。この人には、こういう方面から入った方が良いだろうというように。無理なことをしても苦痛なだけである。やはりその人にとってふさわしい瞑想をしっかりと手ほどきしてもらえる指導者、仏教では「明師」と言うが、その明師にアドバイスを受けるのがよいのではないかと思う。

瞑想を行う場所についても、やはり、人間は身体と心と環境はつながっており、分けて考えるものではない。そのことを考えた時に、身体と心が気持ちよくなる場所を選ぶべきである。時間帯にしても、自分のライフスタイルで、どの時間帯に自分が一番集中できるか、あるいは自分の気持ちが長く続くかということは、その人によって違う。

基本的に夜明け前が一番静かだと思う。物音が静かになるということでは、夜明け前が一番静かである。世の中も静か、環境も静かである。とはいっても、自分が瞑想をしたい時にやるのが一番良いと思う。

(3)　音楽の活用方法について

例えば、モーツァルトが良いとか、バッハが良いとか、よくヒーリング音楽としてクラッシックが言われているが、基本的には、そういう考え方はあまり妥当ではないと思う。つまり、音楽の場合には、一人一人の持っている感性、人生観など、さまざまな背景があるので、その人にとって一番良い音楽を活用する。音楽というより音を含めて活用する。それが大事だと思う。

音楽療法の理論の中には、「同質の原理」という言葉がある。例えば、元気がないのなら、元気のある、ラテン系や祭りばやしみたいな、そういった曲を聴かせると元気が出るのではないかと思うかもしれない。しかし、それは間違いである。元気がない、落ち込んでいる人には、いわゆる同質の、同じようなリズム、同じような波長の音楽から出発する。そこから、その人にとって微妙にそれを使いながら、徐々にその人の気持ちを高めていく。あまり、そのようなことを操作しないけれども、基本的には同質の原理を大切にして音楽を活用すべきである。

そのために大事なことは、コミュニケーションとしての対話である。つまり、目の前にいる対象者が、どんな気分で、どのような音楽を必要としているか。対話の中から、あるいは、その人の持つデータを調べて、その人に必要なものを希望に応じて注意深く提供していくことが重要だと思う。「この曲がいいから、どうぞ」ではなく、いくら他人が「いいよ」と言っても、その人にとってふさわしくない音楽はたくさんある。やはり、本来は生《なま》のというのか、現場では「即興」という言葉を使うけれども、その人に一番ふさわしいリズム、あるいはメロディー、長さ、そういったものを調整しながら進めていくことが基本原則ではないかと思う。

注

［＊1］　ただひたすらに坐禅すること。

［＊2］　真言密教の呼吸法で、「阿（あ）」の音を唱えて瞑想する方法。

［＊3］真言密教の瞑想法で、「阿（あ）」の字を見つめて行う。

［＊4］禅の問答、またはその問題。

［＊5］精神を集中して自らを振り返ること。

［＊6］アメリカの精神腫瘍学者カール・サイモントン（Carl Simonton）によって開発されたがん患者の精神面を支援するための心理療法。

［＊7］筋萎縮性側索硬化症（amyotrophic lateral sclerosis: ALS）は、筋力の低下と筋肉の委縮をともなう進行性の神経変性疾患である。原因は不明であり、治療法も確立されていない。

［＊8］統計的手法の一つで、二つのグループの平均値の差を検定して効果を見る方法である。

［＊9］復元力、回復力などと訳される言葉で、「困難な状況にもかかわらず、しなやかに適応して生きていく力」などという心理的な意味で用いられる。

※瞑想に関する実施データーは拙著『ケアと対人援助に活かす瞑想療法』医学書院、二〇一〇年を参照のこと。

第Ⅲ部

アジアの伝統から

第6章 アジアの伝統にみるマインドフルネスの理論と実践
——歴史的背景、現代社会への関係性——

ダンテ G. シンブラン・ジュニア
Dante G. Simbulan Jr.
（駒田 安紀 訳）

イントロダクション

私は、ある問いへの答えを求めて、四カ月に及ぶAPIフェローシップ[＊1]二〇一〇プロジェクトに参加するため、日本へと旅立った。その問いとは、アジアの伝統が生んだ「マインドフルネス」が現代社会にどのような意味を持つかということであった。この問いに答えるため、歴史的背景に関する文献と、マインドフルネスの基礎理論と実践に関する文献を探し求めた。その結果、マインドフルネスの現代社会への応用について概観することができた。この報告書は、生理学的な研究におけるマイン

1．無明（現実の間違った理解）
2．我想（認識経験の過程にすぎない感覚を，認識の主体である自我だと思い誤ること）
3．貪愛（快楽にとらわれた心情）
4．憎悪（苦にとらわれた心情）

図6－1　ヨーガ・スートラにおける5つの煩悩（毒）
（ヨーガ・スートラ2．3より）：罪に相当する

大乗仏教の根本的な三種の煩悩（三毒）	上座部仏教の10の煩悩
1．貪《とん》：むさぼり	1．貪《とん》：むさぼり
2．瞋《じん》：いかり	2．瞋《じん》：いかり
3．癡《ち》：おろかさ	3．癡《ち》：おろかさ
	4．慢：うぬぼれ
	5．邪見：すべての邪悪な誤った見解
	6．疑：ものごとをはっきり決めかねて，ためらうこと
	7．惛沈《こんちん》：心が沈んで憂うつになる
	8．掉挙《じょうこ》：心がうきうきして落ち着かない
	9．無慚《むざん》：内心に恥じないこと
	10．無愧《むぎ》：外部社会に恥じないこと

図6－2　煩悩（毒）：仏教においてこころを汚し，
苦しみの原因となるもの

仏教の煩悩または「毒」とは，他の宗教では「罪」にあたる．原始仏教では，「煩悩」を鎮める止（シャマタ）瞑想と，それによって現実の世界において正しく対象を観察する観（ヴィパッサナー）瞑想を含めたマインドフルネスの練習をするようにと述べている．

ドフルネスの実用性を検討したものである。

マインドフルネスとは、今という瞬間に注意を集中し、現在・過去・未来の出来事を、心を落ち着けて受け入れることを言う。マインドフルネスは、瞑想とその目的――「心の働きとこの物質世界の本質を見抜く力を養うことによって、要らぬ苦しみを取り除く。これは古代に背景を持つ」――に深い関わりを持つ（Siegel 2009）。マインドフルネスの実践は、さまざまな東洋の伝統、特にインドのヨーガ、仏教、スーフィー[＊2]、道教から生み出された（Gunaratana 1992; Odier 1986）。私は、概念としてのマインドフルネスと、現実を直観的に受け入れるなどの実践としてのマインドフルネス、そして心の内側の認知的評価としてのマインドフルネスに取り組んできた。中でも、東洋の伝統において「苦しみ」を引き起こすと言われるさまざまな「罪」や「穢れ」（煩悩（図6-1・図6-2参照））などの意味を明らかにし、分類を行った[＊3]。

マインドフルネス
――歴史的背景と認知的枠組み――

産業化社会における戦争や暴力の中で、われわれ人間は自らのこころの要求をおろそかにしてきた。同時に、この地球で共生するものたちの要求からも目を背けてきた。われわれは、人類という一つの種としての自らの強さと弱さ、力とその誤った使い方を、共に深く探らねばならない。

われわれ自身の内にある、破壊、自己嫌悪、憤り、貪欲、妬みと無関心、絶望と皮肉、依存と投影、傲慢と悪意――要するに「罪」について、他にもっと良い言葉が見当たらないが、このような感情に気づくことができる（Fox 1999）。[＊4]

この引用文は、マインドフルネスについての拙論の序文に相応しいものだと思う。というのは、マインドフルネスの実践は、人間の経験的な快感だけではなく、仏教で「貪、瞋、癡」と呼ぶ人間の苦しみを引き起こす不快感にも心を巡らせるからである。

フォックス（一九九九）は次のように加えている。「われわれ人間が精神的に進化するにつれ、悪意に満ちたはかりごと、また暴力を乗り超えて成長する中で精神性がどれほどわれわれ自身の力になるかということについて、これまでとは異なる厳しい見方をしなければならない。精神的な進歩は、世界の中の光を増すだけではない。闘うべき影の力にももっと意識を向ける必要がある。そうしなければ、犠牲をはらうことになる」。

（1）歴史的背景――激動と武力衝突の時代における、スピリチュアリティの枢軸時代

アームストロング（二〇〇六）は、紀元前八世紀ごろから紀元前二世紀にかけておきた社会の激変と暴力を、「利己的な衝動を抑えて共感性を育む」スピリチュアリティ枢軸時代として、カール・ヤスパースの唱えた「枢軸時代」[＊5]と関連付けている。彼は、ヒンドゥー教、仏教、儒教や道教、イスラ

エルの一神教、ギリシャの哲学的合理主義のもととなった、このスピリチュアリティの枢軸時代を、初期アブラハムの分派としての現代のユダヤ教・キリスト教・イスラム教も含めて再考している。そして、さらに次のようにつけ加えた。「枢軸時代の預言者や神秘主義者、哲学者、詩人はとても進歩的であり、急進的な見方をしていた――後世の人々が弱く見えるほどであった。その過程において、枢軸の改革派らが排除しようとした、まさに宗教性のようなものを彼らは生み出したのだった。これは、現代でも起きていることだと思う」。

アームストロング（二〇〇六）によれば、「枢軸時代は、歴史上、知的・心理的・哲学的・宗教的な変化にとんだ、最も独創性のある時代であった」。ルネッサンス――現代社会が築かれた第二の枢軸時代とされる――まで、この枢軸時代に匹敵する時代はなかった。

マインドフルネスの実践（瞑想法）が発展したのは、「第一の」スピリチュアリティの枢軸時代であり、その時に、ヨーガの修行法の一部として起こった。ヒンドゥー教や仏教にもこの方法は見られ、おそらく中国の道教の修行に影響を及ぼしたのではないかと思われる。インド亜大陸においては、ヨーガの修行は、カール・ヤスパースのオリジナル概念である「枢軸時代」の賢人よりも前のインダス文明（B.C. 3000-B.C. 2000）に遡る、いわゆる沙門と呼ばれる出家修行者が遊行する中から伝統が生まれた。サンティナ（一九九九）は、この古代の仏教発生より前、アーリア人以前のインダス文明[*6]にさらなる見方を加えた。

（2）人間の苦しみへの答えを求めて
――ヨーガと仏教文学の古典に見られるマインドフルネス理論の発展

アジアのマインドフルネス実践に関する豊富な文献の中で、関心のある読者は、アジアで発展した思想として、パタンジャリのヨーガ・スートラ（図6-3）や、ゴータマ・ブッダの四聖諦（図6-4）と八正道[＊7]（図6-5）を思い浮かべるだろう。最終的に、現代のマインドフルネスについての理論的枠組みは、図6-6に示すサティパッターナスッタ（マインドフルネスの基礎）の中で定められている。

（3）現代生活での伝統的なマインドフルネスの実践

マインドフルネスの実践者は、初心者であっても熟練者であっても、瞑想研修の間、最低限五つの教えを実践するようすすめられる（それらを日常に応用するのはもちろんのこと）。五つの教えは、ヨーガの五つのヤマ（図6-3）か、仏教瞑想実践に由来する五戒（不殺生《ふせっしょう》、不偸盗《ふちゅうとう》、不邪淫《ふじゃいん》、不妄語《ふもうご》、不飲《ふおん》酒《じゅ》）かのどちらかである。それまでに身に付けた宗教や哲学に関わらず、これらの教えは、自身の本心を見極めさせ、社会との結びつきを改善し、瞑想を行いやすくする落ち着いた気持ちを醸し出す助けとなる。

図6-7で挙げた実践に加え、もう一つのインフォーマルでもありフォーマルでもあるマインドフルネスの実践は、「慈しみの」瞑想である（Siegel 2010）。これは、フォーマルな坐禅瞑想であるかインフォーマルな瞑想であるかを問わず、自己と他者に対して肯定的な祈りや思いを静かに表すという

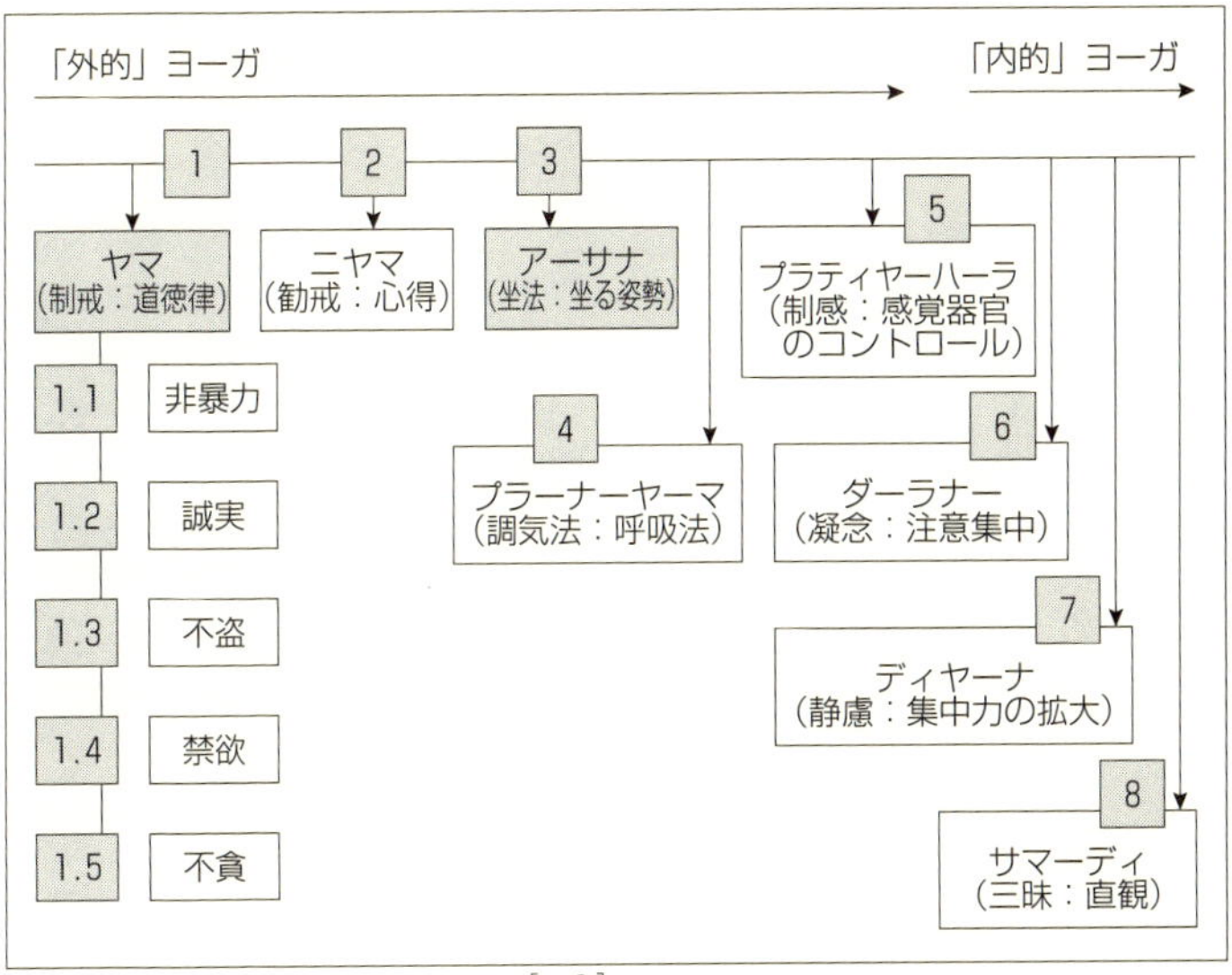

図6-3　ヨーガ・スートラにおけるヨーガ八支則[＊8]
（ヨーガの古典哲学から，現代の生活への応用を考える）

1．苦諦　生きることは苦しみである
2．集諦　（心の）苦しみの原因は，執着にある
3．滅諦　（心の）苦しみの原因を取り除くことはできる
4．道諦　（心の）苦しみを取り除く道筋・手段

図6-4　四聖諦（四種の心理）

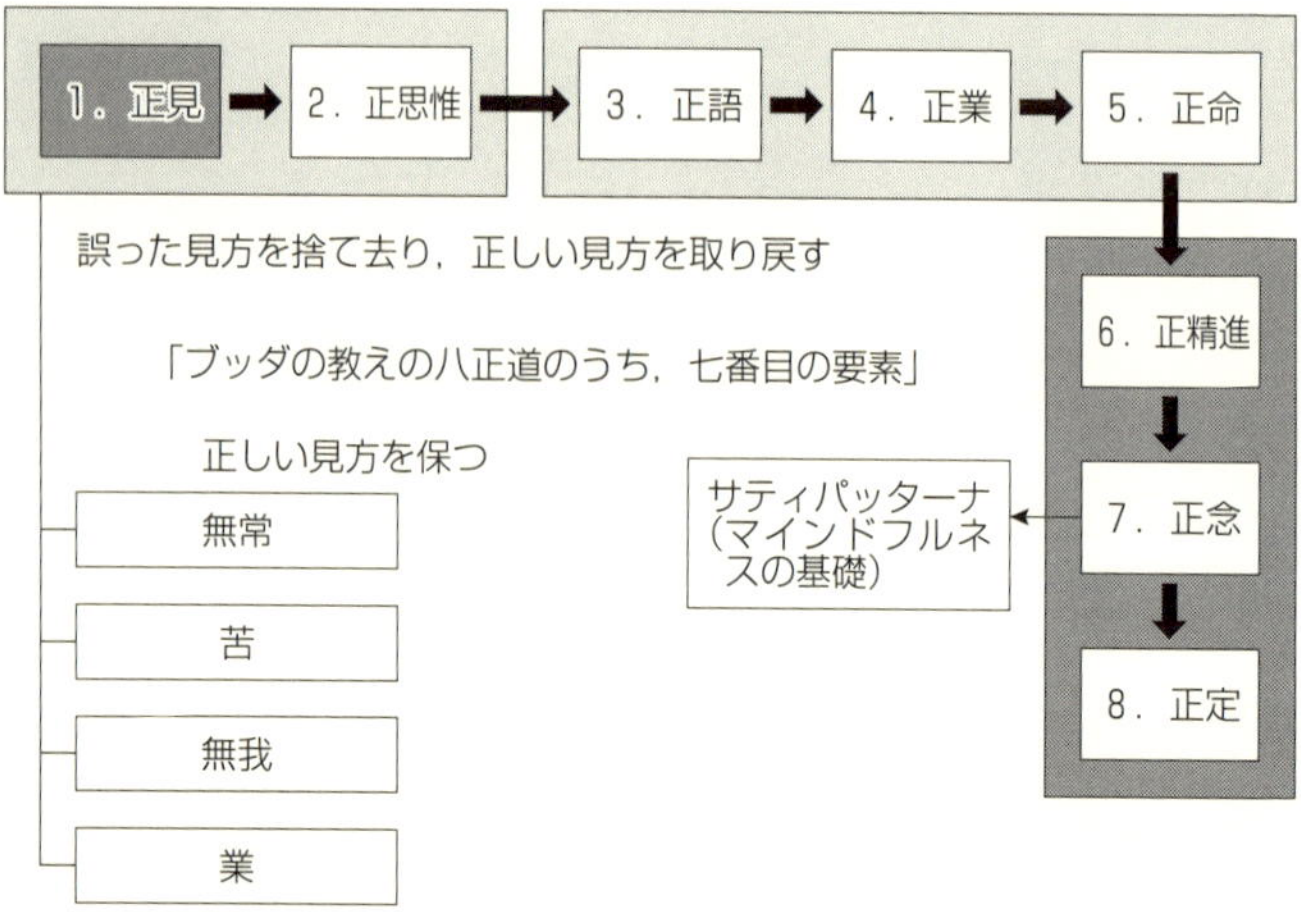

図6－5　八正道の七番目の要素としてのマインドフルネス
（仏教心理学におけるマインドフルネス）

八正道は，仏教徒にもそうでない人にも，日常生活でのマインドフルネスの実践の基本的な要素として役立つ．

1．肉体のマインドフルネス
　すわる，呼吸をする，歩く，立つ，横たわる，という動作からの感覚
　日常動作
2．感覚のマインドフルネス
　不快・快・そのどちらでもない，怒り・幸せ・愉快・不愉快・そのどちらでもない，心配・幸福……
3．意識のマインドフルネス
　「計画」，「想像」，「熟考」，「判断」……
4．精神的な対象へのマインドフルネス
　この世の普遍的な真理を知ること

図6－6　マインドフルネスの4つの基礎（サティパッターナ・スッタ）

（出典）　Sujiva, 2000

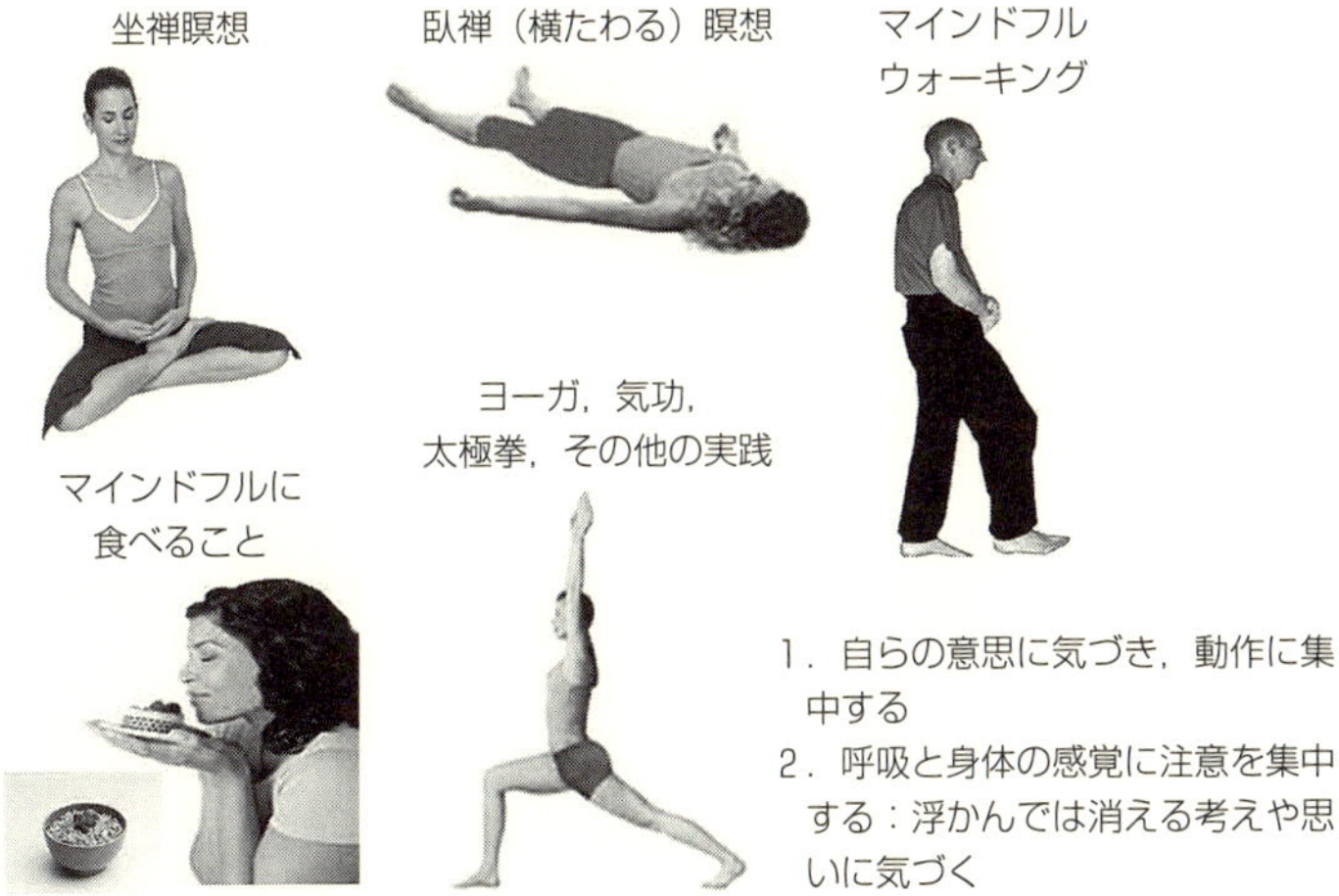

図6－7　フォーマルおよびインフォーマルなマインドフルネス実践のまとめ

ものである。その一例は、「幸せでありますように、健康でありますように、悪いことが起きませんように」というものである。これを数回繰り返す。肯定的な祈りは、家族や知人、過去に自分を傷つけた人、今自分をいらだたせている人などに捧げられる。

マインドフルネス瞑想の基本：ジョン・カバットジンは、マインドフルネスの瞑想に取り組むにあたり、八つの重要な態度を挙げた（Kabat-Zinn 1990）。その概略を表6-1に示す。

現代社会への関わり

マインドフルネスの実践は、初期のヨーガ／出家修行者の伝統（図6-1、図6-2）において煩悩として知られている「苦しみの原因」を克服する手段として考え出された。そして、仏教

表6－1　マインドフルネス瞑想の基本

1．自分で評価をくださないこと	「経験に対し偏った見方をせず，常に判断と精神的・肉体的経験に対して評価し，反応していることに気づく」
2．忍耐づよいこと	「自分の心身に対する忍耐づよさを養う」
3．初心を忘れないこと	「知っていると思い込んでいることによって，物事の本当の姿が見えなくなってしまうことがよくある」
4．自分を信じること	「学んでいるさまざまなことを素直に受け入れることは大切であるが，最終的に，人生の一瞬一瞬を生きねばならないのは，自分自身なのである．マインドフルネス実践では，自分が自分であることに責任を持ち，そして自分自身の声をよく聞いて，自分自身を信じるように実践する」
5．むやみに努力しないこと	「たいへんな練習とある種のエネルギーを要するが，最終的に瞑想とは何もしないことなのである．瞑想の目的は，自分が自分として存在することなのである．そして皮肉なことに，自分は自分自身として既に存在しているのである」
6．受け入れること	「受け入れることは，何でも好きにならなければならないとか，何に対しても受け身になって自分の信条や価値観を捨ててしまわなければならない，ということではない……ただ，物事をあるがままに見る準備ができているということであり……何が起ころうとも，生きていくうえで行動をとれるようにするということである」
7．とらわれないこと	「瞑想の実践では，経験のある面を高め，その他の面を否定してしまおうとする傾向をわきへ置いて忘れさせる．そうではなく，ただ，自分の経験をそのままに受け入れ，一瞬一瞬，それを観察する練習をする．去っていくものは去るがままにし，あるがままの状態を受け入れる」
8．専心，自己修養，計画性	「この手順を努力してやり遂げようとする自分自身に向き合い，しっかりと自己修練を続けることは，瞑想を深め，注意集中力を高めるために，重要である」

（出典）　Kabat-Zinn, 1990＝2007 より改変

における「貪、瞋、癡」にまとめられた。

マインドフルネスは、自身の「貪、瞋、癡」に気づくことに必ず役立つ。それは、判断しないという方法を通して、「貪、瞋、癡」に基づいた行動をせずに身体感覚作用を理解するのである。規則正しく忍耐強く十分長い間座し、深い瞑想をすれば、マインドフルネスは、身体反応を通して、感情は一時的に表れるものであるということをはっきりと理解するのに役立つ。マインドフルネスは、思いやりに満ちた理解をもって自らの過ちを認めることや、新たにやり直しの機会を与えることにも役立つ。

(1) 現代社会における煩悩に打ち克つ

マインドフルネスの実践は、現代社会において、それも、このように社会がグローバル化した今、「貪、瞋、癡」を乗り越えるのに役立ってきたであろうか。「貪(むさぼり)」は、グローバル化し階層分化した社会において、あたりまえのことになっている。「瞋」は、従来の武器と原子力との戦いの中で、新たな表現の形態をとりつつある。それは、作られた世界の秩序に異議を唱えようとする「原理主義者」の運動において、また、市民戦争や、資源をめぐる競争と巨大企業による支配から生じる「他者」への恐怖と憎しみがしばしばもたらす侵略戦争において表れる。あらゆる外交的手腕や暴力的手段を用いて勢力維持をたくらむ独裁的な指導者はもちろん、列強諸国においても、民族国家はその国境線を永久不滅のものと主張して譲らない。大量消費主義にあおられて急成長する社会への愚かな幻想（考え方）――「癡」――と技術革新がもたらす急場しのぎの解決策は、地球温暖化と種の大量絶滅の原因となった。

私の考えでは、「自分で判断せず、現実をありのまま受け入れる」実践としてのマインドフルネスは、いつ煩悩が起こるかに気づくのに役立つ。それは、煩悩が単に外面的に現れるのではなく、「心の中に」生じる問題を認識することにより、破壊行為などが現れるのを防ぐ。

(2) 健康への応用
――マインドフルネスの実践による、心身に関する科学研究の質・量の高まり

マインドフルネスに関する文献は、医学文献データベースに多く見られる。医学分野の多くの専門家による共著「マインドフルネスの臨床ハンドブック」（*Clinical Handbook of Mindfulness*, Didonna 2009）に興味を持つ読者もいることだろう。医学へのマインドフルネスの臨床応用を概観した「マインドフルネスの技術と科学：心理学へのマインドフルネスの統合と援助の専門家」（*The Art and Science of Mindfulness: Integrating Mindfulness into Psychology and the Helping Professions*, Shapiro and Carlson 2009）という本もある。

生物医学の研究者は、健康への応用として三つのヨーガの技術（プラーナーヤーマ・アーサナ・ジャーナ）に注目してきた。

このような、ヨーガとマインドフルネスの手法は研究に値するが、研究者たちは、これらの実践が

表６-２　ヨーガに関する医学研究の動向

ヨーガの技術	効果測定
プラーナーヤーマ (呼吸法)	肺活量 脳波活動（脳波測定） 自律神経の働き
アーサナ (決まった姿勢を取る)	代謝量 免疫系の変化 骨密度 心臓血管 その他自律神経系の変化 ホルモンの変化 筋骨格の組織
ジャーナ (瞑想) (呼吸を数えること，マントラ，慈しみ瞑想，視覚イメージ，身体感覚，音)	脳波活動（脳波測定） 脳の代謝 局部組織の活動 皮質の構造的変化 疼痛

医学文献の電子データベースにおける、主な関心領域である３つのヨーガの技術と効果測定.

非暴力や誠実といった倫理原則に働きかける認知的枠組みと関連して行われることを理解すべきである。つまりそれは、情緒的な反応に影響を与え、自律神経系や免疫機能（言い換えれば、心身の結びつき）に影響を及ぼし、健康面においても長期的に良い結果をもたらす助けとなることを理解すべきなのである。

私は二〇〇九年に、過去数十年にわたるヨーガとマインドフルネスに関する文献をMedline（PubMed.com）で見出し検索し、それらを概観した（図６-８）。

一九七〇年代、ハーバード大学の医学生理学者であるハーバート・ベンソン[＊9]が、トランセンデンタル・メディテーション（TM）中の瞑想者に関する研究を行い、「ストレス反応」とは正反対の、生理学的な

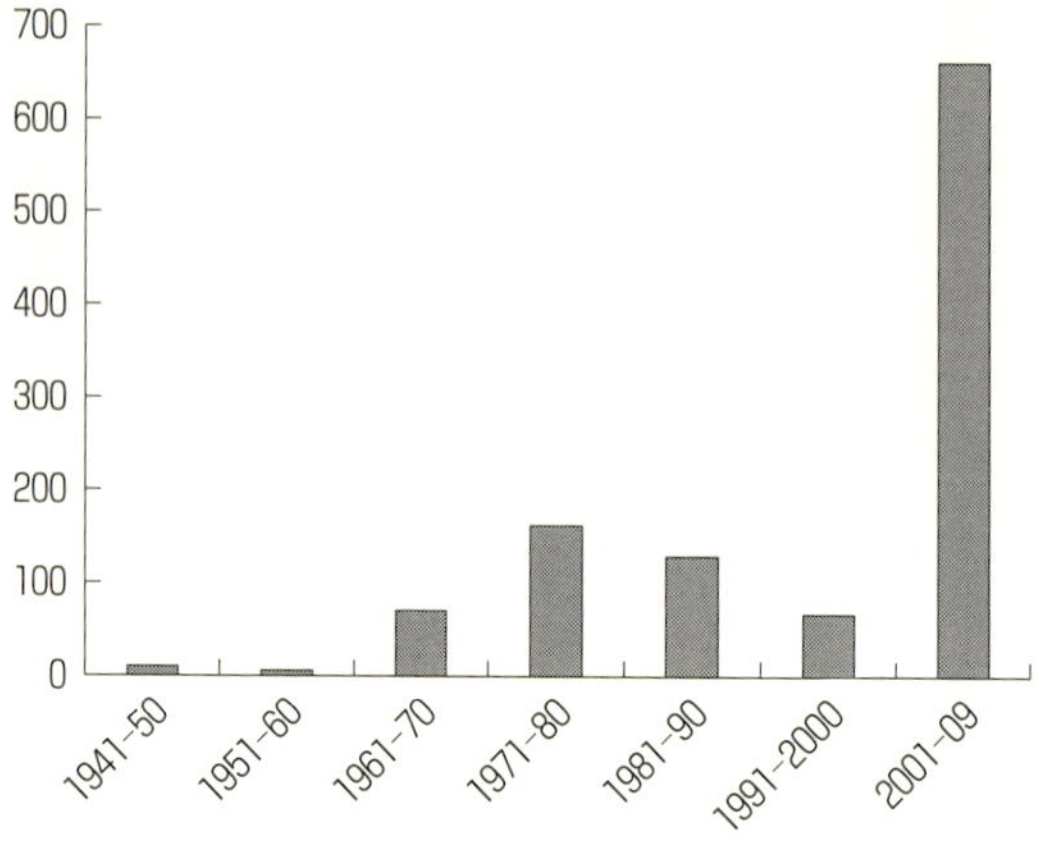

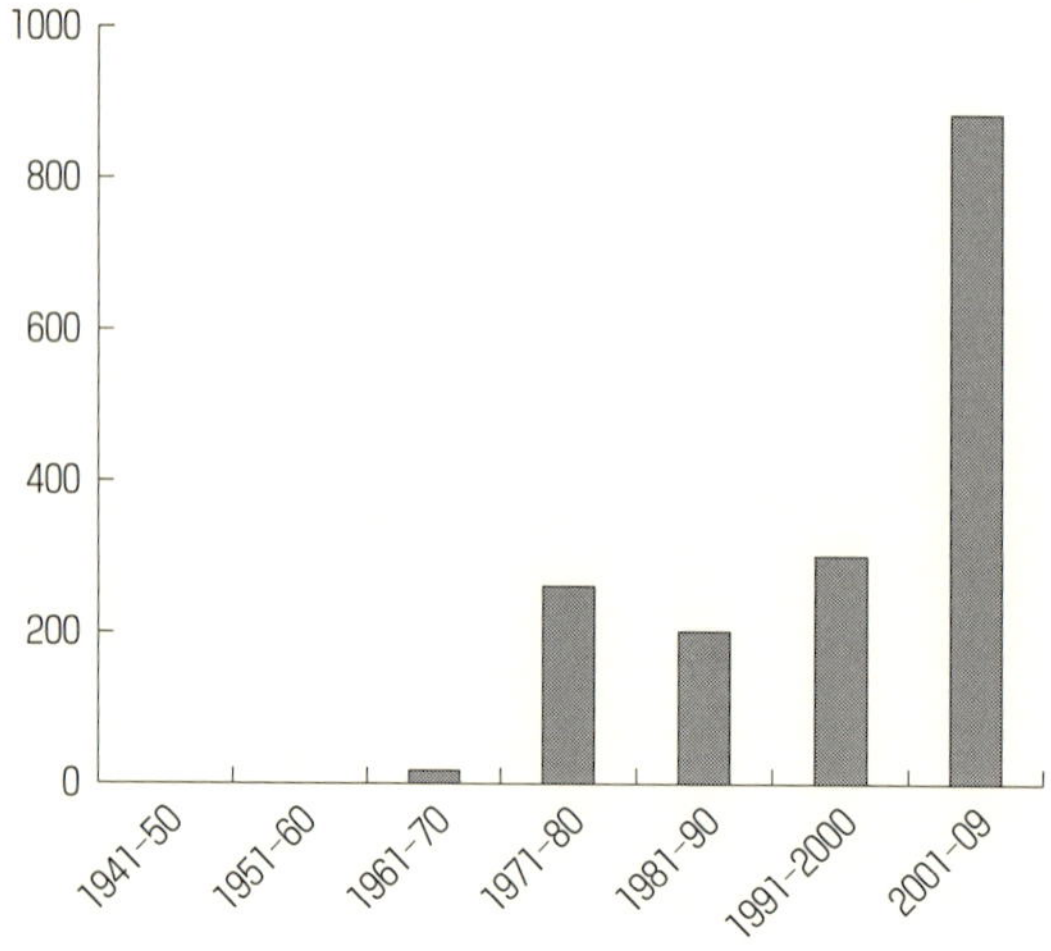

図6-8　医学文献電子データベースにおいて，「ヨーガ」（上）と「瞑想」（下）で見出し検索から得られた論文数

「リラクセーション反応」の特性について述べた。ヴェーダの伝統からの影響が大きいＴＭ学派は、瞑想中に注意集中するために、フレーズやマントラの繰り返しを用いていた。ベンソンは、キリスト教やユダヤ教、イスラーム教に由来した言葉[*10]の使用を含め、「リラクセーション反応」を生じさせるさまざまな方法を証明した。その後、ＴＭの研究は、後に幅広い臨床研究に応用された。その臨床研究の多くは二一世紀初頭に行われ、ヨーガ・ストレッチや座る瞑想、歩く瞑想、認知行動グループ療法などの「マインドフルネスストレス低減法（ＭＢＳＲ）」として知られる技術を組み合わせて用いたものが多くみられた。最近の研究は、呼吸への気づきや呼吸を数えること、身体感覚への気づき、肯定的な表現を用いた方法（例：慈しみ瞑想）や視覚イメージなどに集中している。

医学文献におけるさまざまな疾患や特定の群へのヨーガやマインドフルネスを応用した臨床研究を概観すると、情緒的健康が効果測定の主要な指標になっていることがわかる（Sharma, Gupta & Bijlani 2008; Shapiro, Cook, Davydov, Ottaviani, Leuchter & Abrams 2007; Hadi & Hadi 2007; Krisanaprakornkit, Krisanaprakornkit, Piyavhatkul & Laopaiboon 2006）。ヨーガ関連の研究がすべてではないにせよ、その多くにおいて、ストレス低減は体力や他の生理的な変数の変化と並んで、測定される主要効果である。

ヨーガのさまざまな系統的レビューのメタ・アナリシスでは、より明確な結果を出すために、よりすぐれた方法論に基づくより多くの研究への期待とともに、その有効性が示されている。無作為統制試験を用いたメタ・アナリシスによるレビューでは、サンプルサイズの増大と統一性、方法論の精緻化が見られ、ヨーガ関連の研究の質を高めることに貢献している（Krisanaprakornkit, Krisanaprakorn-

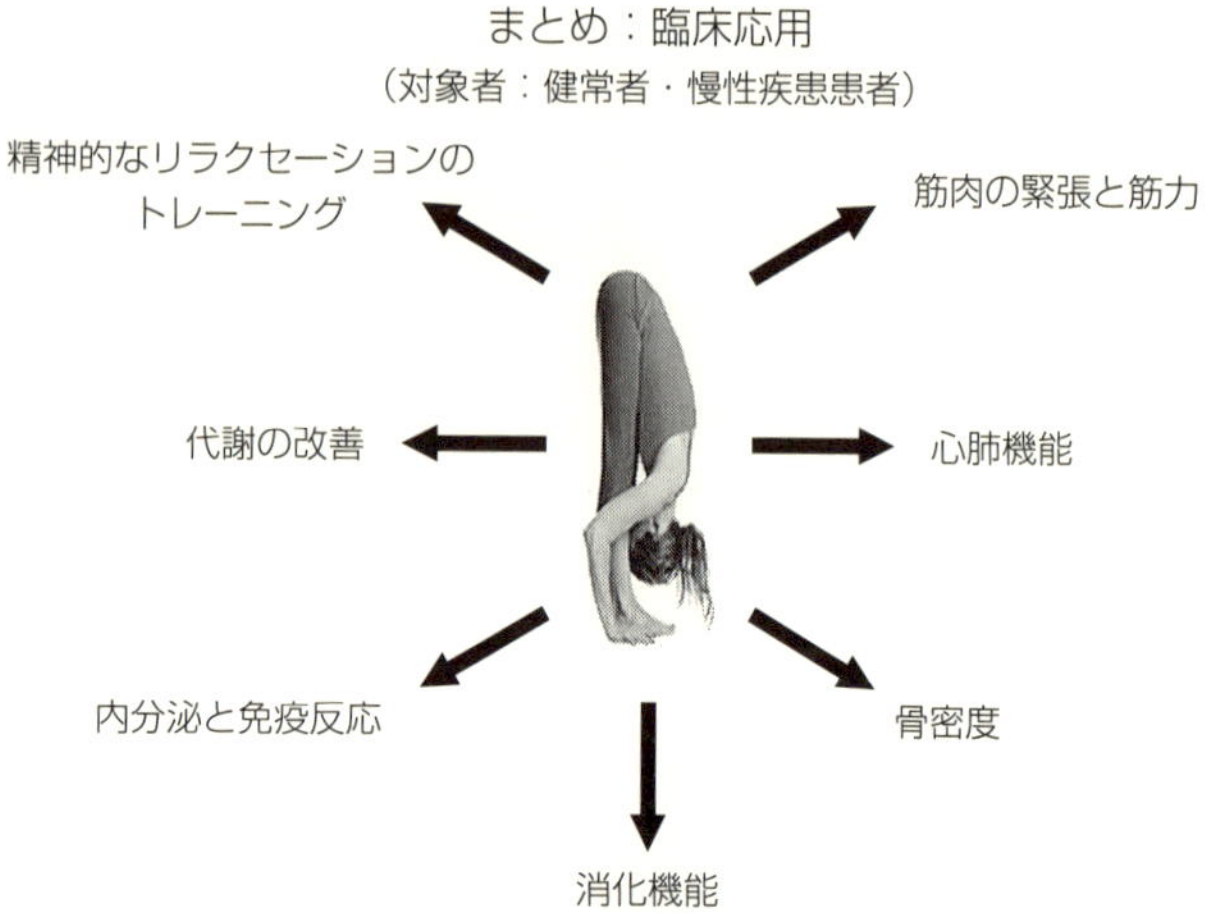

図6-9　健常者と慢性疾患患者を対象にしたマインドフルネスとヨーガ・トレーニングの効果に関する臨床研究結果のまとめ

kit, Piyavhatkul & Laopaiboon 2006; Lynton, Kligler & Shiflett 2007; Alexander, Taylor, Innes, Kulbok & Selfe 2008)。

マサチューセッツ大学医学部のジョン・カバットジンが始めたマインドフルネスストレス低減プログラム（ＭＢＳＲ）は、ヘルスケアの領域で専門性を伸ばしている。ＭＢＳＲモデルは、元来八週間にわたるもので、ストレス低減への全人的なアプローチを改めて主張しており、重要なものである。このモデルは伝統的なヨーガの他の要素（ストレッチの姿勢、呼吸への気づき、瞑想）と結びつき、現代のヘルスケアに組み込まれている。二〇〇四年に発表されたＭＢＳＲ研究のメタ・アナリシスでは、ＭＢＳＲのアプローチは、ストレスを抱えていても概ね健康である人にはもちろん、疼痛、がん、心疾患、抑うつ、不安

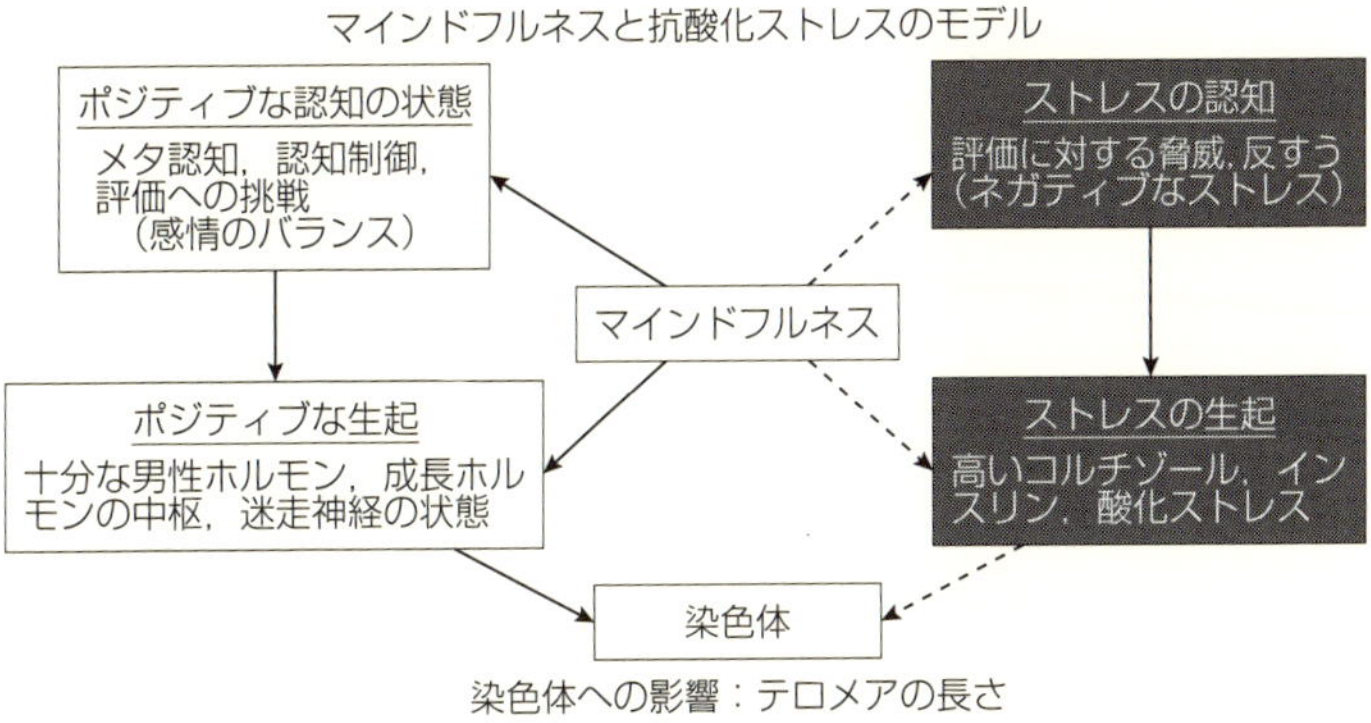

図6－10　マインドフルネスが寿命に影響しうる仮説モデル

（出典） Epel et al. 2009, ニューヨーク科学アカデミー

などを抱える患者らの症状緩和に役立ち、このような広範囲にわたる人々を支援するのに効果的である（Grossman, Nieman, Schmidt & Walach 2004）。不安と気分障害に対するMBSR研究のメタ・アナリシスでは、それらの症状を持つコントロール群と比べて信頼できる効果がないことが示されたものの（Toneatto & Nguyen 2007）、がん患者を対象にしたMBSRのメタ・アナリシスではMBSRががん患者のメンタルヘルスに役立つことがわかった（Ledesma & Kumano 2009）。健常者を対象にしたMBSR研究のメタ・アナリシスでは、健康な対象者においてもストレス低減が可能であることが示された（Chiesa & Serretti 2009）。

図6-9に、マインドフルネスとヨーガが健康にもたらす良い効果についてまとめている。

最近の研究では、交感神経と副交感神経のバランスは「リラクセーション反応」を生じさせるだけでなく、免疫組織の迷走神経支配を通して免疫系に影響し、その結

予防医学の研究機関における，
医学的なヨーガのモデル

臨床応用：現代のヨーガをベースにした予防医学とリハビリテーション医学の全人的モデル

野菜中心の食事	身体を使ったストレスマネジメント法
有酸素運動	人とのふれあい

図6－11(A)　ディーン・オーニッシュのモデル

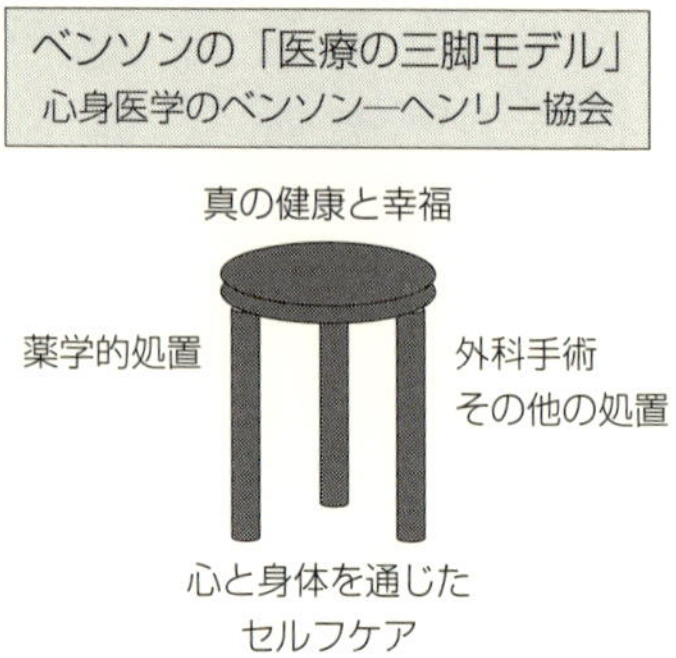

図6－11(B)　ハーバート・ベンソンの「医療の三脚」モデル

いずれのモデルも，従来の医学やその他の健康な生活スタイルの改善を用いて，心身への介入を組み合わせることを力説している．

果がん患者においても免疫機能が改善することがわかってきた（Kutsevich, Bushell & Theise 2010）。

最近の研究は、寿命のめやすとされるヒト染色体のテロメアの長さを保つことに関して、長期間のマインドフルネスのトレーニングの効果に注目している（Jacobs, Epel, Lin, Blackburn, Wolkowityz, Bridwell, Zanesco, Aichele, Sahdra, MacLean, King, Shaver, Rosenberg, Ferrer, Wallace & Saron 2011）。以下に、ニューヨーク科学アカデミーの「寿命、再生、最適な健康」というテーマで行われた科学学術会議において発表された、エペルら（二〇〇九）から改変したモデル図を示す（図6-10）。彼らによれば、「いくつかの瞑想の型（種類）が、認知ストレスとストレス生起を低減し、ポジティブな精神状態とテロメアの維持を促進するホルモンの増加によって、テロメアの長さに効果的に働いていると思われる」。

心臓専門医のディーン・オーニッシュは、予防医学とリハビリテーションにおけるヘルスケアモデルの一部にマインドフルネスを取り入れることを主張した（図6-11Ⓐ）。ハーバート・ベンソンは西洋医学の枠組みの中で、「心身へのセラピー」を組み込んだよく似たモデルを提唱している（図6-11Ⓑ）。

ヨーガとマインドフルネスのトレーニングには、安全性の問題と予防措置がある。通常のフィットネス教室で行われるハタ・ヨーガは、高血圧や脊髄損傷の患者には逆効果な面もある。健康状態や年齢に応じた、さまざまなレベルのハタ・ヨーガがあり、ハードな瞑想のトレーニングは精神疾患患者には適さないだろう。今では、基本的な健康状態に関する情報の提出を参加者に求めることは、瞑想研修の主催者にとって当たり前のことになっている。

マインドフルネスの実践が健康に良いという肯定的な考えは、アジアの、そして他の地域の経済的に恵まれない労働者たちの生活に適合するだろうか。ブッダは、非常に厳しい苦行が精神修養に無益だとわかった末に、「中道」という概念を見出した。心身の育成には、豊かな脳／心と体が必要である。

（3）教育におけるマインドフルネス

基本的なマインドフルネス・トレーニングは、ショーバーラインとシェス（二〇〇九）によって教室にもたらされた。それは、「注意集中して教えること、そして、注意集中を教えること（Mindful Teaching and Teaching Mindfulness）」という彼らの著作において、実践的な手段や練習、洞察が盛り込まれている。その洞察とは、生徒との関係を良好にし、集中して勉強させるのに役立つという経験と、教師自身が元気と情熱、やる気を取り戻すことにつながるという経験から得られたものである。

フォンタナとスラック（一九九七）は、「子どもへの瞑想指導：瞑想技術の利用法と利点に関する実践ガイド（*Teaching Meditation to Children: The Practical Guide to the Use and Benefits of Meditation Techniques*）」という本の中で、実践は「幼い子どもたちには、自らについて考えることと自らを受け入れることを深めることで思考力と感性を養い、青少年には子どもから大人への移り変わりに伴う感情の起伏にうまく対応する力を養う」のだと述べている。

A Mindfulness in Education Network が二〇〇一年に始まり、「教育者・父兄・学生、さらに教育現場におけるマインドフルネスの推進に関心のある人々の間でコミュニケーションを図る」ことを目的に掲げ、アメリカに拠点をもつ教育者やベトナムの禅僧ティック・ナット・ハンの弟子らによって運営されている。このネットワークでは二〇〇八年以降、教育におけるマインドフルネスについての年次大会が開かれている[*11]。似たようなグループとして Association for Mindfulness in Education があり、マインドフルネスの研究を促進し、「K-12（幼稚園から高校まで）の教育内容の一部にマインドフルネスのトレーニングへの支援」を盛り込み、取り組んでいる。これらの、アメリカの学校や大学にマインドフルネス教育を取り入れようという動きは、Mindful.net.org. で順を追って記録されている。二〇〇七年にカリフォルニアの小学校でのマインドフルネス・トレーニングの実験を参考に、多くの学校が Community Partnership for Mindfulness in Education の似たようなプログラムを試験的に行った。それはのちに、「マインドフルネスを通じて教育の形をかえていく」というビジョンを持ったMindful Schoolsへと発展した。

(4) 指導者におけるマインドフルネス

臨床統制試験でのマインドフルネス・トレーニングの健康へ良い影響が明らかになったことと、教育界において徐々に受け入れられてきたことに感化されて、マインドフルネスのトレーニングは指導者養成の領域にも導入されてきている。キャロル（二〇〇七）は、マインドフルネスの実践者・指導者でありながらビジネスコンサルタントでもあり、『マインドフルリーダー：マインドフルネス瞑想を通して、生まれ持ったマネジメントスキルを呼びさます（*The Mindful Leader: Awakening Your Natural Management Skills through Mindfulness Meditation*）』などの著作がある。この本は、生まれ持ったリーダーシップの才能を開発するために組織の職員と管理職の養成について、マインドフルネス関連の幅広い話題を扱っている。最終的には、マサチューセッツ大学のマインドフルネスセンター（The Center for Mindfulness of the University of Massachusetts）が指導者養成のためのマインドフルネスプログラム開発を手がけた。

結　論

この報告から、マインドフルネスの実践と認知的枠組みが、人間の抗争や暴力の激化――そこから古代の賢人が熱意を持って人間存在に意味を付与しようとした「スピリチュアリティの枢軸時代」が生まれたのであるが――によって引き起こされた、苦しみをともなう不満に溢れた歴史的な状況の中で、どのように進化してきたのかについての洞察が得られた。

産業化した西洋諸国、アジアや南アメリカの新興国、そして冷戦終結後でさえ、これらの国々を発展させてきた驚くべき科学技術にもかかわらず、地球は、経済的・政治的・文化的――スピリチュアル的な危機、さらに共通の環境問題――気候変動に常に直面している。絶え間ない経済規模の拡大と消費のモデルが続くというビジョンは曖昧になってきており、衰えてはいないものの、従来の経済大国は明らかに停滞期に入っている。中国のような新興の超経済大国が台頭してきている一方で、西洋列強は、緊密な協力関係にある中東の独裁政権国家との安定をはかりつつも、非同盟の独裁諸国の不安定をも容認してきた。ネオリベラル（新自由主義的）な経済大国に対する宗教「原理主義者」の抵抗が、世界の一部を組織している。そして、その世界では、大小の強国の支援を受けた残虐行為にもあたる無政府テロリズムが引き起こされてきた。実に、地球はもう一つの危機の時代に突入しているようである。

私の本来の問いに答えるには、地球が直面している数えきれない危機を考えると、マインドフルネスの実践はどれほど意味があるのだろうか。

マインドフルネスの実践は、さまざまなスピリチュアルの伝統における古代の賢人の初志をよみがえらせる一つの手段――すなわち、暴力と武力衝突の最中にあるわれわれ人間を鎮め、和らげるために発展した、思いやりの精神に必要な内に秘められた才能に気づき、意識し続ける手段となりうる。かつて、ダライ・ラマはこう言った。「深遠なる哲学も、僧院も、寺も、仏や神の像も、いや、仏や神すら必要ないのです。ただ思いやりの心を培い、実践さえすればよいのです。ただよき人間になるべく努めればよいのです」（ダライ・ラマ14世著、ペマ・ギャルポ訳、椎名潤・三浦順子共訳『私たちのゆくえ――心のはしらを探して』ＫＫベストセラーズ、一九九五年、一八頁）。このように、マインドフルネスの実践もまた、有神論者と無神論者の世界観をつなげる能力を開発し、状況を改善する一助となる。

かつて、マインドフルネスの実践は、社会のメインストリームから隔絶した、アジアの禁欲的な共同体のみで行われていた。社会構造を変化させようとして、マインドフルネスをどのように使うかという挑戦が、繰り返し行われてきた。私たちは、アジア諸国においてマインドフルネスの実践を用いた試みを目の当たりにしてきた。例えば、イギリスから独立すべくインドが闘争していた時、ベトナム戦争を終結させようとして平和運動が起った時、タイにおいてブッダダーサに感化された社会運動が起きた時、一九六〇年代のアメリカにおける黒人公民権運動の間、ビルマの独裁者に対する非暴力抵抗を続けていた頃、そしてわがフィリピンでも大衆運動の中で。東洋の神秘主義が非暴力を貫いた伝統に感化されて、世界中の至る所で、現在も過去にも、同様の運動が起こってきた――最近の企業の貪欲さに対する「ウォール街を占拠せよ」という抗議も含めて。どのようにすれば、マインドフルネスは、変革を求めるこのような社会運動をより高められるのか？

西洋およびアジアにおける科学・医学・教育の分野でのマインドフルネスの研究と実践の進歩は、仏教国以外にもマインドフルネスの実践をとりいれるのをさらに後押ししてきた。このような進歩は、マインドフルネスの実践を意識的に復活させることに貢献しうる。

マインドフルネスは、科学や医療の分野でよく研究されるような、単なる「技術」ではない。マインドフルネスは生き方である。この報告の前半で論じたように、認知的枠組みと倫理的枠組みを有するものである。他の宗教・哲学の伝統や進化しつつある世界観はもちろんのこと、現代科学との対話を続けながら、常に必要に応じて認知的・倫理的枠組みを吟味し直すことを十分に考えなければならない。

マインドフルネスは、「苦しみ」を成長の機会と捉え、「苦しみ」の状況を評価することに意味がある。一三世紀のスーフィーの詩人でありマインドフルネスの指導者でもあったルーミー曰く、「目を背けてはなりません。包帯を巻いたところをよく見続けるのです。そこから、あなたに光が入ってくるのです（神があなたに宿るのです）」。

注

［＊1］私が参加したＡＰＩフェローシップの内容は、以下のＵＲＬからアクセス可能である。http://sites.google.com/site/mykyotodiaryofmind/home　ＡＰＩフェローシップは日本語の名称を「日本財団アジア・フェローシップ」という。インドネシア・日本・マレーシア・フィリピン・タイ・ベトナム・ラオス・カンボジアの八カ国の出身者を対象に、最長一二カ月までの研究や交流活動、専門分野での活動の機会を出身国以外の国において提供している。（「日本財団アジア・フェローシップ」http://www.cseas.kyoto-u.ac.jp/api/index.html　二〇一三年八月二二日アクセス）（訳者注）

［＊2］イスラム教の神秘家（訳者注）

［＊3］ヒンドゥー教と仏教の伝統には、人間が潜在能力を十分に発揮するのを阻む「穢れ」に関連する概念が含まれている。http://www.palikanon.com/english/wtb/g_m/kilesa.htm および http://www.nathorder.org/wiki/Five_Kleshas を参照。

［＊4］自分の心の中にある感情や資質や欲望を、他者がもっているものと認知する現象。（井上果子、「投影」氏原寛・亀口憲治・成田善弘ほか『心理臨床大事典』（改訂版）培風館、二〇〇四年、一〇五七頁（訳者注）

［＊5］「枢軸時代」という言葉は、ドイツの哲学者、カール・ヤスパース（一八八三―一九六九）によって初めて生み出された。ヤスパースは、中国・インド・西洋で偉大なる革命的な思想が生まれた、紀元前八〇〇年から紀元前二〇〇年に着目した。この時代は、人間存在の意味を探ることが賢人らの共通の目的であった。「枢軸時代」の概念は、カレン・アームストロング（二〇〇六）によってさらに研究が進められた。

［＊6］考古学的な発掘調査により、菩提樹、象や鹿などの動物、足を組み瞑想の姿勢で座る人の像など、イ

ンダス文明において重要な多くのシンボルが明らかになった。これらは、仏教における重要なイメージである。

［＊7］ブッダの教説は、次の三つに分けて収められている。

(1)「ヴィナヤ・ピタカ」（律蔵）には、ブッダが僧・尼僧に敷いた規則が収められている。

(2) 第二部は「スッタ・ピタカ」（経蔵）と呼ばれ、ブッダの教説が収められている。

(3) 第三部は「アビダンマ・ピタカ」（論蔵）として知られ、ブッダによる心理道徳的な教えが収められている。

［＊8］ヨーガの八支則：ヤマは道徳的な行動規範――非暴力（アヒムサ）、誠実（サティヤ）、不盗（アステーヤ）、禁欲（ブラフマチャリヤ）、不貪――に従うために、古代のヨーガ行者に対し明確に条件を定めていた。これらは例外なく、シュラマナ（沙門・出家遊行者）と僧の修行の指針であった。ヨーガの八支則は、聖職になろうとする者に対して、瞑想を通じ悟りの心への到達に捧げる観相的な生活を与える。そうなるために、人は社会活動に積極的であり、自身の衛生と足元を清潔に保つことに注意を向け（ニヤマ）、正しい姿勢で座る（アーサナ）ことから始まる個人的な瞑想の実践に集中しなければならない。呼吸への気づきや呼吸を整える練習（プラーナーヤーマ）で、身体を異なるレベルの瞑想に移行できる（ダーラナー、ディヤーナ）、確かな悟りの心に到達する。

［＊9］ハーバート・ベンソン博士は一九七〇年代にハーバード大学にて生理学の教授を務めた人物であり、瞑想研究に基づいた *The Relaxation Response* を著した。

［＊10］キリスト教であってもヒンドゥー教であっても、マントラを唱えることが自律反応に影響を及ぼしうることは、Bernardi, Sleight, Bandinelli, Cencetti, Fattorini, Wdowczyc-Szulc, & Lagi（2001）をはじめとする論文においても示されてきた。

［＊11］ 教育におけるマインドフルネスのネットワークには、ベトナムの禅僧であり平和運動家でもあるティック・ナット・ハンに影響を受けたオンライングループがある。http://www.mindfuled.org

参考文献

Alexander, G. K., Taylor, A. G., Innes, K. E., Kulbok, P., & Selfe, T. K. (2008). Contextualizing the effects of yoga therapy on diabetes management: a review of the social determinants of physical activity. *Family & Community Health,* 31(3), 228-239.

Armstrong, K. (2001). *Buddha.* NY: Viking.

Armstrong, K. (2006). *The Great Transformation: The Beginning of Our Religious Traditions.* NY: Alfred A. Knopf/Random House.

Bernardi, L., Sleight, P., Bandinelli, G., Cencetti, S., Fattorini, L., Wdowczyc-Szulc, J., & Lagi, A. (2001). Effect of rosary prayer and yoga mantras on autonomic cardiovascular rhythms: Comparative study. *British Medical Journal,* 323, 1446-1449.

Carroll, M. (2007). *The Mindful Leader: Awakening Your Natural Management Skills through Mindfulness Meditation.* Boston: Trumpeter.

Chiesa, A., & Serretti, A. (2009). Mindfulness-based stress reduction for stress management in healthy people: A review and meta-analysis. *Journal of Alternative and Complementary Medicine,* 15(5), 593-600.

Desikachar, T. K. V. (1999). The Yoga Sutra of Patanjali (Part III). In *The Heart of Yoga.* 143-215. Rochester, VT: Inner Traditions International.

Didonna, F. (editor). (2009). *Clinical Handbook of Mindfulness.* NY: Springer.

Grossman, P., Nieman, L., Schmidt, S., & Walach, H. (2004). Mindfulness-based stress reduction and health benefits: A meta-analysis. *Journal of Psychosomatic Research,* 57(1), 35-43.

Epel, E., Daubenmier, J., Moskowitz, J. T., Folkman, S., & Blackburn, E. (2009). Can Meditation Slow Rate of Cellular Aging? Cognitive Stress, Mindfulness, and Telomeres. In *Longevity, Regeneration, and Optimal Health.* Boston: Blackwell. 1172: 34-53 (2009). doi: 10.1111/j.1749-6632.2009.04414.x 2009 New York Academy of Sciences. p. 35.

Fontana, D. & Slack, I. (2007). *Teaching Meditation to Children: The Practical Guide to the Use and Benefits of Meditation Techniques.* London: Watkins.

Fox, M. (1999). Introduction: A Species Wanting Attention. In *Sins of the Spirit, Blessings of the Flesh.* NY: Harmony.

Gunaratana, V. H. (1997). *Mindfulness in Plain English.* Boston: Wisdom Publications (http://www.vipassana.com/meditation/mindfulness_in_plain_english.php_).

Hadi, N. & Hadi, N. (2007). Effects of hatha yoga on well-being in healthy adults in Shiraz, Islamic Republic of Iran. *Eastern Mediterranean Health Journal,* 13(4), 829-837.

Jacobs, T. L., Epel, E. S., Lin, J., Blackburn, E. H., Wolkowityz, O. M., Bridwell, D. A., Zanesco, A. P., Aichele, S. R., Sahdra, B. K., MacLean, K. A., King, B. G., Shaver, P. R., Rosenberg, E. L., Ferrer, E., Wallace, B. A., & Saron, C. D. (2011). Intensive meditation training, immune cell telomerase activity, and psychological meditators. *Psychoneuroendocrinology,* 36(5), 664-668.

Kabat-Zinn, J. (1990). *Full Catastrophe Living: Using the Wisdom of Your Body and Mind to Face Stress,*

Pain, and Illness. NY: Delacorte.

Kutsevich, V., Bushell, W. C., & Theise, N. D. (2010). Mechanism of yogic practices in health, aging, and disease. *Mount Sinai Journal of Medicine,* 77(5), 559-560.

Krisanaprakornkit, T., Krisanaprakornkit, W., Piyavhatkul, N., & Laopaiboon, M. (2006). Meditation therapy for anxiety disorders. *Cochrane Database of Systematic Reviews,* 25(1), CD004998.

Ledesma, D. & Kumano, H. (2009). Mindfulness-based stress reduction and cancer: A meta-analysis. *Psychooncology,* 18(6), 571-9.

Lynton, H., Kligler, B., & Shiflett, S. Yoga in stroke rehabilitation: a systematic review and results of a pilot study. *Topics in Stroke Rehabilitation,* 14(4), 1-8.

Odier, D. (1986). *Nirvana Tao: The Secret Meditation Techniques of the Taoist and Buddhist Masters.* NY: Inner Traditions.

Ravindra, R. (2006). Yoga in the Yoga Sutra and the Bhagavad Gita. In *The Spiritual Roots of Yoga: The Royal Path to Freedom.* 45-100. Sandpoint, ID: Morning Light Press.

Santina, P. D. (1999). *The Tree of Enlightenment: An Introduction to the Major Traditions of Buddhism.* Yin Shun Foundation. Available at http://peterdellasantina.org/books/tree_of_enlightenment.htm.

Schoeberlein, D. & Sheth, S. (2009). *Mindful Teaching and Teaching Mindfulness: A Guide for Anyone Who Teaches Anything.* Boston: Wisdom Publications.

Shapiro, S. L. & Carlson, L. E. (2009). *The Art and Science of Mindfulness: Integrating Mindfulness into Psychology and the Helping Professions.* Washington, DC: American Psychological Association.

Shapiro, D., Cook, I. A., Davydov, D. M., Ottaviani, C., Leuchter, A. F., & Abrams, M. (2007). Yoga as a

Complementary Treatment of Depression: Effects of Traits and Moods on Treatment Outcome. *Evidence-Based Complementary and Alternative Medicine,* 4(4), 493-502.

Sharma, R., Gupta, N., & Bijlani, R. L. (2008). Effect of yoga based lifestyle intervention on subjective well-being. *Indian Journal of Physiology and Pharmacology,* 52(2), 123-131.

Siegel, R. D., Germer, C. K. & Olendzki, A. (2009). Mindfulness: What Is it? Where Did It Come From? In *Clinical Handbook of Mindfulness,* ed. Fabrizio Didonna, 17-35. NY: Springer.

Sujiva (2000). *Essentials of Insight Meditation* (*A Pragmatic Approach to Vipassana*). Malaysia: Buddhist Wisdom Centre.

Toneatto, T. & Nguyen, L. (2007). Does mindfulness meditation improve anxiety and mood symptoms? A review of the controlled research. *Canadian Journal of Psychiatry,* 52(4), 260-266.

あとがき

読者の皆さんには、ここまで読み進めて頂けたなら、あとがきとして私の哲学めいたまとめに、もう少しお付き合い願いたい。

瞑想は「宗教」とともに連想されやすい言葉ではあるが、教団や宗派を意味するものではない。瞑想のみならず、さまざまな叡智が、伝統的な宗教から進化したと言えよう。世界的に有名になったポール・ティリッヒ（Paul Tillich）という宗教学者は、宗教を「人間の究極的な関心事」と定義した。その定義に従えば、富のために生きる人は富を拝み、富を宗教にしていると言えようし、家族のために生きる人は、家族を宗教にしているとも言えよう。個人的なレベルでは、自分の究極的な関心事は考えていない、知らない、という人もいるであろう。だが、それぞれの文化に究極的な価値が存在するように、文化を反映する宗教にも、それが現れていると言えよう。

京都大学で宗教学を教えていると、多くの学生は「宗教は根本的に同じ事を目指して、同じ事を言っているのではないか」と考える傾向にある。しかし、その発言は、世界中の宗教を理解していない証拠である。「宗教」という言葉を使ったとしても、それぞれの言語や文化では、全く違う関心事が、全く違う観点や角度から、その根本課題となっている。

二一世紀の宗教学を代表する学者ヒューストン・スミス（Huston Smith）は、宗教を概ね四種類に分析した。つまり、①自然の事を関心事にする宗教、②社会や政治の事を関心事にする宗教、③善悪の事を関心事にする宗教、④精神や霊魂の事を関心事にする宗教である。もう少し詳しく説明してみよう。多くの原始部族では、自然現象を最高の関心事にし、月や日、山や滝、大木や巨石、火や水などを「神」として崇め拝んできた。そして、自然現象を人格神で説明しようとした。例えば、カミナリは神が鳴る時だと解釈され、「神鳴り（カミナリ）」と呼ばれた。「蔵王権現が太鼓を叩く時には雷がなる」などは、親しみやすい例であろう。

確かに科学が進歩するにつれて、自然現象そのものを人格神で説明しなくなり、雷は気圧の急激な変化によって生じるなどと説明ができるようになった。それでいて、自然宗教を排除するよりは、自然との絶妙な均衡関係を尊重し、自然をこわさないように、自然とともに生きることが現代人にとっても大事な教訓となっている。これは、日本の神道のみならず、中国の陰陽五行説や道教にも現れている側面である。

中国の儒教などでは、自然現象よりは、社会秩序を最高の関心事として信じていた。真の君子とはどのような人なのか。親孝行をどのように行えば良いのか。師弟関係、兄弟関係、政治と社会の関係を中心に論じた広義の宗教だと言えよう。大家族では暮さなくなり、同性愛者や子どものいない年配者が増加する中国では、もはや儒教だけでは治まらない社会になっている。命日に祖先の霊をまつり、祖先を偲ぶ家庭も減っているようである。しかし、関係性が希薄になっている現代社会においても、人間関係を築くうえでの教訓となり得る論語などを一切忘れ去るのではなく、そこに込められた叡智を活用する価値は大いにあろう。

スミスは、自然資源が乏しい砂漠で育った一神教の究極的な関心事は、善と悪の二項対立であると提唱した。掟を下すモーゼ、天国と地獄を説くマニやゾロアスター、霊魂の審判を説くイエスやムハンマドは、裁きを下す神を尊崇した。ギリシアやローマも、一神教の影響を強く受け、神の意図を見定めようとして、因果関係の追求に基づいて現代科学の原型的な考え方を生み出し、言葉の裏に潜む論理を重んじ、行為の責任を六法という形に仕上げた。現代人は自然法則や王様の法律は必ずしも神の思し召しとは考えなくなっているものの、依然として善と悪、正と偽などの弁証法的二元論が、欧米人の論理や言動に色濃く残っている。

中国は社会秩序や人間関係を、一神教は因果関係による善悪の審判を根本課題として考えていたのに対し、インダス文明では、五〇〇〇年前ごろから瞑想を行い、意識の有り様を究極的な関心事にしたのである。瞑想を行っている内に、意識が鋭敏になり、普段気づかないことにも気づく。微細な音や匂い、身体の変化などに敏感になるだけではない。身体を離れ、上から身体を見下ろす「体外離脱」、さらには意識がこの次元から離れ、死者の住んでいる次元や、天使や菩薩の住んでいる次元まで体験できる人も数々現れたという。インドでは、ヨーガ・スートラなどで意識体の魂と肉体の関係が詳しく述べられており、宗教の究極的な関心事として論じられてきた。また、瞑想中に意識が経験した「他界の極楽浄土」は、六道輪廻の一部なのか、六道輪廻以外の次元なのかについて、中国とインドの間でも論争が続いたことは周知の通りである。ただ、古代インド人や近代チベット人と違い、ほとんどの現代人は、意識を身体から離脱させて、自分の前世を調べたり、来世の浄土を訪ねたりはしない。

昔から、日本人は他文化を上手に取り入れ、さらに合理的な工夫を加えたことでよく知られている。自然崇拝の宗教観からは自然を大切にしようとする心、儒教などの世界観からは家族や人間関係を大切にしようとする心、科学思想を生み出した一神教からは（その裏にある神の思し召しや審判は別として）最先端の科学技術を開発する能力などを手本として取り入れている。ならばもう一つ、インドが発信した精神文化を取り入れ、工夫してみてもよいのではなかろうか。実際、日本人は中世から坐禅や声明という形態の瞑想をかなり幅広く取り入れてきた。そのため、現代人にとって、この瞑想を根拠にしてきたインドの宗教的叡智は、前世や来世ではなく、現世に役立つ側面が至って多い。

本書でも紹介したように、簡単な瞑想は、優れたストレス対策となり得る。ストレスが原因で起きる心臓病やがんなどを予防し、健康を保ちながら平均寿命を延ばせる。免疫系のバランスを整えることによって、風邪を予防するばかりか、免疫異常で生じるアトピーなどのアレルギー反応も軽減し得る。このように、身体にとって良いことが多く、薬からの副作用を心配することもない。

また、精神面では、瞑想は集中力や生産性を向上させる効果があるとして、最近、マインドフルネスなどの瞑想が企業でも取り入れられている。うつ症状や怒りを軽減し、不眠症改善の効果も見られている。記憶を改善することでは、認知症予防への活用も検討されている。このように、精神面にとっても良い影響を及ぼしている。

「毎日忙しく、瞑想する時間なんてない」と言う社会人も少なくないだろう。もっともなことである。しかし、もし毎日の一〇分少々の瞑想によって、物事がよりスムーズにはかどり、集中力や生産性を上げることができるのであれば、それにまさるすばらしいことはない。集中力散漫で疲れをため込みながらダラダラと時間をかけて行うよりは、瞑想にわずかな時間をさいて、気持ちを切り替え、頭をスッキリさせた方が、仕事はスムーズにいくであろう。瞑想の時間をおしまず、そのわずかな時間を効率的に使うことで、仕事の能率が上がるのである。当然、気持ちも良くなるはずである。

本書でも述べたように、江戸期ごろまでは、坐禅とまではいかなくとも、朝晩軽い瞑想効果のある「声明」や「お題目」、「般若心経」などを唱えたりして、心身のバランスを整え、健康を保っていた日本人が多かった。我々現代人は、彼らの何倍ものストレスを抱えているのに、その先祖の叡智を利用しない手はないであろう。今や、全世界がその日本人の智慧にあやかり、マネをして、科学的に瞑想の優れた効果を高く評価している。それにもかかわらず、日本人自身が自国の精神文化であった瞑想を行わないのは、自国文化の過小評価である。日本文化を尊重し、愛し、継承していこうと努力している私の目から見れば、非常にもったいない話に思える。

死別悲嘆が一つではないように、ストレスは決して一つでもないし、ストレス対策にはさまざまな方法がある。そして、瞑想にもさまざまな手法があることは、本書でも紹介した通りである。皆が同じ料理を食べる理由はなく、自分に合う料理を食べれば良い。それと同様に、皆が同じストレス対策を試みる理由はなく、自分に合うストレス対策を試みれば良い。ただし、肉体的な栄養と休養を取らずに頑張ろうとすると、身体が悲鳴を上げ、心もこわれてしまう。同時に、精神的な栄養と休養を取らずに頑張ると、心が悲鳴を上げ、身体もこわれてしまう。道元禅師も「身心一如」と言われたように、身体と心は密接に結びついているのである。

読者の皆様の中には、本書を読んでわかったツモリになっている方もあろうが、身体と心の健康を保つために、まず瞑想を体験してみることをお勧めする。そうすれば、向き不向きなどがアッという間にわかる。

体験するには、良き師について習うのが、確かで手っ取り早い方法である。例えば、その道に精通した大下大圓氏は、高野山で修行を積み重ねた明師である。大下氏は、仏教者としての幅広い経験と社会活動に基づき、その慈愛あふれる穏やかな語り口で、瞑想の世界へといざなってくれるであろう。あるいは、奥野元子氏は、呼吸瞑想法（禅の数息観）を体得し、企業・病院の安全衛生委員会主催の研修や、京都府教育委員会との連携授業で学校に出張し、大人から子どもまでストレス軽減のための呼吸瞑想法を指導してきた。豊富な社会経験もあり、数多くの現場で指導してきた奥野氏ならではの、組織のニーズに合わせた指導もできる。まずは、瞑想を体験してみて欲しい。そこから、何かが見えてくるはずである。

死別悲嘆と同様に、ストレスは人間が生きていくうえで避けられないテーマの一つである。これからもストレス社会は続いていくであろう。このストレス社会において、本書がその一助となれば幸いである。

本書の刊行は、関係各位のご協力・ご支援によって実現したものである。ここに、心より厚くお礼を申し上げる。特に出版に際しては、晃洋書房の皆様にお世話になった。中でも、井上芳郎氏には、編集の総括業務という重要な作業において多大なご尽力を賜った。吉永恵利加氏には、文章表現の細部に至るまでの細やかなご配慮を頂いた。ご両人は、研究者の難しい専門的な文章を、読者の皆様がわかりやすく読みやすい表現へと根気良く導いて下さった。この忍耐力と寛容さに多謝申し上げる。さらに、本書の刊行にあたってお力添えを頂いたすべての方々に深謝申し上げるとともに、そのご尽力が少しでも読者の皆様に役立つことを願いつつ、筆をおかせていただく。

二〇一五年三月

カール・ベッカー

大下大圓

飛騨千光寺住職

高野山大学大学院客員教授（臨床宗教学・スピリチュアルケア学）

京都大学大学院，名古屋大学医学部　非常勤講師

主要著書

『実践的スピリチュアルケア――ナースの生き方を変える自利利他のこころ――』（編著）日本看護協会出版，2014年.

『ケアと対人援助に活かす瞑想療法』医学書院，2010年.

『愛する者の死とどう向き合うか』（共著）晃洋書房，2009年.

『癒し癒されるスピリチュアルケア』医学書院，2005年ほか.

ダンテ・グアンラオ・シンブラン・ジュニア（Dante G. Simbulan Jr.）

フィリピン　デ・ラ・サール大学健康科学院医学部教授

主要業績

Theories and Practices of Mindfulness from Asian Traditions: Historical Context and Modern Relevance. In *Culture, Power and Practices*. Tokyo: Nippon Foundation, 139-150, 2013.

駒田安紀

京都大学大学院人間・環境学研究科共生人間学専攻博士後期課程研究指導認定退学.

大阪府立大学地域保健学域教育福祉学類研究員，非常勤講師

専攻：医療社会学，社会福祉学

主要業績

「新人看護師のバーンアウトとソーシャルサポート」（共著）『看護管理』24(4)，2-7，2014年.

《執筆・訳者紹介》

カール・ベッカー（Carl Becker）

京都大学こころの未来研究センター教授

京都大学大学院人間・環境学研究科社会行動論教授

Mortality 誌，*Journal of Near-Death Studies* 誌，*Personalized Medicine Universe* 誌編集委員

主要著書

『愛する者の死とどう向き合うか』（編著）晃洋書房，2009年.

『生と死のケアを考える』（編著）法藏館，2000年.

『死の体験』法藏館，1992年.

奥 野 元 子

京都大学大学院人間・環境学研究科共生人間学専攻博士後期課程在学中

専攻：ストレスマネジメント，健康心理学，学校保健，公衆衛生，人体科学

主要業績

「相補代替医療としての瞑想の有用性について」『日本統合医療学会誌』7(1)，82-98，2014年.

「ストレス関連疾患に対する瞑想の有効性についてのレヴュー」『人体科学』22(1)，19-31，2013年.

安 藤 満 代

聖マリア学院大学看護学部教授

主要業績

「在宅で終末期の家族を看取った遺族から見た在宅療養への認識」『生命倫理』24，171-177，2014年.

「がん患者が病気の体験から得たベネフィット・ファインディングとスピリチュアリティとの関連」『健康心理学研究』26，140-147，2014年.

得 丸 定 子

上越教育大学大学院学校教育研究科教授

主要著書

『学校での自殺予防教育を探る』（編著）現代図書，2009年.

『「いのち教育」をひもとく――日本と世界――』（編著）現代図書，2008年.

愛する者をストレスから守る

――瞑想の力――

2015年3月30日　初版第1刷発行

＊定価はカバーに表示してあります

編著者の了解により検印省略

編著者　カール・ベッカー　奥野元子 ©

発行者　川東義武

印刷者　江戸孝典

発行所　株式会社　晃洋書房

〒615-0026　京都市右京区西院北矢掛町7番地

電話　075(312)0788番(代)

振替口座　01040-6-32280

ISBN978-4-7710-2543-1

印刷　㈱エーシーティー

製本　㈱藤沢製本